KB108053

장 면역력을 높여야 병이 낫는다

"KOUSO"GA TSUKURU CHOU MENEKIRYOKU
Copyright ⓒ 2013 Takafumi Tsurumi
Korean translation rights arranged with DAIWA SHOBO CO., LTD.
through Japan UNI Agency, Inc., Tokyo and
Korea Copyright Center Inc., Seoul.

이책은 (주)한국저작권센터(KCC)를 통한 저작권자와의 독점계약으로
전나무숲에서 출간되었습니다.
저작권법에의해 한국내에서 보호를 받는 저작물이므로 무단전재와 복제를 금합니다.

핵심만 읽는
전나무숲
건강이야기
06

장 면역력을 높여야 병이 낫는다

츠루미 다카후미 지음 | 김희철 옮김

전나무숲

프롤로그

오염된 장을 개선해야 건강과 수명이 보장된다

나는 환자를 치료할 때 질병의 근원을 치료하는 데 중점을 둔다. 특히 내가 생각하는 질병의 근원은 '오염된 장(腸)'이다. 장의 오염 상태를 개선함으로써 '장 면역력'을 끌어올리지 않으면 병이 낫지 않는다. 그러기 위해 빼놓을 수 없는 요소가 바로 효소와 식이섬유가 풍부한 식생활이다. 채소와 과일, 해조류에 다량 함유된 식이섬유는 배설을 원활하게 하는 등 장의 작용에 빠뜨릴 수 없는 영양소다. 게다가 장내 세균의 먹이가 되기도 한다. 장내 세균의 발효로 생겨난 단쇄지방산이라는 유기산은 우리의 면역력을 상승시키는 등 건강 유지와 향상에 매우 중요한 존재다.

생활습관으로 생긴 질병이나 노화 현상에 수반되어 나타나는 이른바 암, 당뇨병, 고혈압, 알츠하이머와 같은 만성질환은 어떤 식으로 발병할까? 사람을 나무에 비유하면 그 과정을 쉽게 이해할 수 있다(6쪽 그림 참조).

나무의 부위별 역할을 살펴보자. 잎은 태양에너지를 이용해 이산화탄소와 물로부터 유기물(포도당)을 합성하고 산소를 대기 중에 방출하니(광합성) 사람으로 치면 폐에 해당한다. 줄기는 나무의 몸이니 사람으로 치면 뼈와 근육과 피부다. 그렇다면 나무의 뿌리는 어디에 해당할까? 바로 장(腸)이다.

뿌리는 땅속 깊숙이 뻗어나가 토양 속 영양과 수분을 흡수해 줄기를 거쳐 나뭇잎과 열매까지 전달한다. 인체에서 영양을 흡수하는 세포는 소장의 공장(空腸)과 회장(回腸)에 있는 장융모(腸絨毛)다. 영양 흡수세포 없이 인간은 몸에 필요한 영양분을 얻지 못한다. 장융모는 300만 개가 있는데, 장융모 하나에는 5000개나 되는 영양 흡수세포가 있다. 소장 전체로 보면 1500억 개의 영양 흡수세포가 있는 것이다. 이 방대한 수의 세포들이 장속의 영양분을 흡수한다. 참고로, 수액(樹液)은 혈액과 림프액에 해당한다.

토양이 부패하면 그곳에 뿌리내린 나무는 어떻게 될까? 조만간 말라 죽는다. 사람도 토양에 해당하는 장속이 부패하면 면역력이 떨어지고 곧 질병으로 이어진다.

오랜 세월 장의 다양한 장애에 관해서 연구했던 영국 국

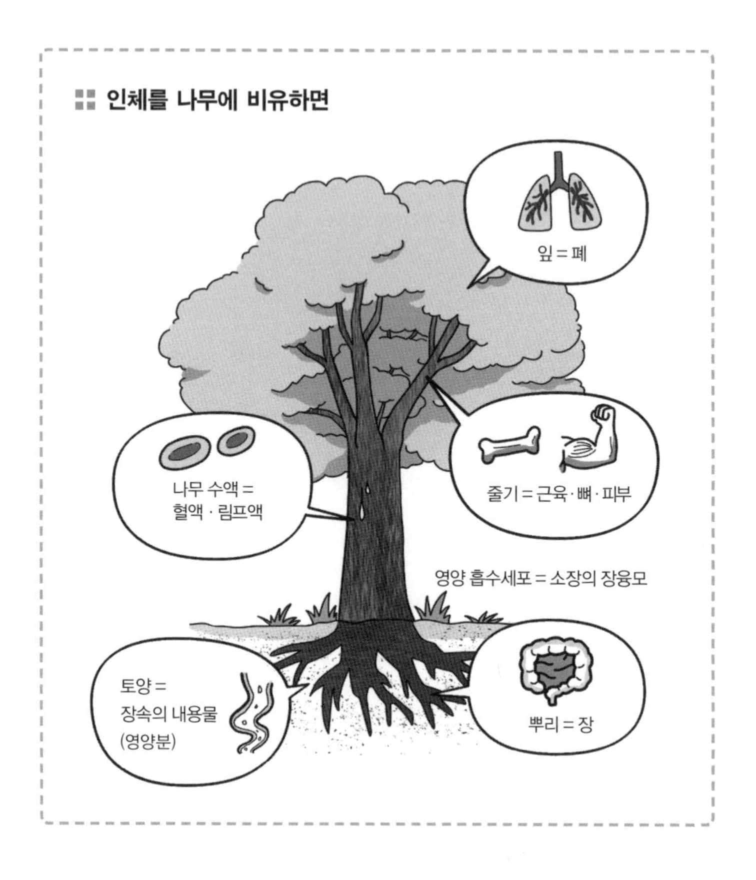

왕의 주치의 아바스노트 레인(William Arbuthnot Lane) 박사는 장 질환으로 수술을 받고 회복기에 접어든 환자들 중에 수술과는 아무 상관이 없어 보이는 지병이 놀랄 정도로 호전되는 경우를 발견했다. "질병은 미네랄·비타민 같은 특정 영양소나 섬유소가 부족해서, 혹은 유익균(자연 방어균)의 세균총(flora) 등 몸의 정상적인 활동에 필요한 방어물질이 부족해서 발생한다. 이런 사태가 벌어지면 유해균이 대장에 침입해서

번식한다. 그 과정에서 생겨난 독은 혈액을 오염시켜 우리 몸의 모든 조직, 샘[腺], 기관을 서서히 좀먹어 파괴한다."

'장 오염을 치료해서 젊음을 되찾을 수 있다'는 건강법을 주장하는 버나드 젠슨(Bernard Jensen) 의학박사는 레인 박사가 발견한 사실에 대해 "레인 박사의 발견은 장이 체내의 다른 기관과 연계해서 기능한다는 사실을 증명하고 있다. 장이 기능부전에 빠지면 다른 기관에도 전염된다. 장에서 도미노 현상이 시작되는 것이다"라고 설명했다. 이 두 명의 선각자는 모두 '장(소장과 대장)의 부패가 질병의 출발점'이라고 결론 내렸다.

내게도 비슷한 경험이 있다. 어렸을 때 나는 소아천식을 앓았었다. 할머니는 '천식에 양배추가 좋다'라는 말을 들으시고는 매 식사 때마다 채 썬 양배추를 내놓으셨고 나는 엄청난 양의 양배추를 먹었다. 그랬더니 천식이 거짓말처럼 싹 나았다. 그러다가 고등학교에 진학하면서 마가린을 바른 토스트나 라면, 초콜릿 같은 단 음식을 주로 먹었더니 천식이 재발하고 말았다. 이 세 음식 중 하나만 먹어도 발작이 일어났다. 이처럼 나는 '천식은 식생활이 나쁠 때 발병한다. 식사를 개선하면 천식은 낫는다'는 사실을 경험으로 배웠다.

건강은 타인(의사)으로부터 주어지는 것이 아니라 자신의 힘으로 스스로 쟁취해야 한다.

_ 츠루미 다카후미

차 례

PART 2

장 해독이 최상의 건강법이다

PART 1

건강은 **장 면역력이 좌우한다**

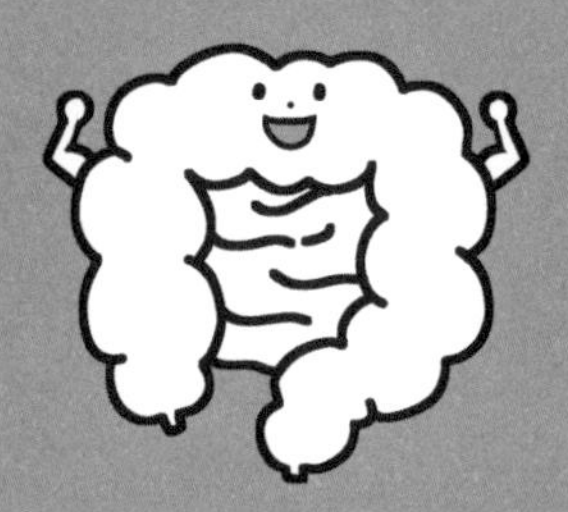

장의 임무는 소화와 흡수만이 아니다. 장은 면역이라는 인체 건강의 최전선을 수호하는 장기이기도 하다. 장에는 수많은 면역세포가 집중되어 있어 음식과 함께 들어오는 세균이나 병원균, 독소를 배제하거나 중화시켜서 인체에 해를 끼치지 못하도록 하기 때문이다. 이런 장이 부패하면 혈액이 오염되고 혈류가 악화돼 우리 몸은 면역기능이 떨어져 질병에 걸리고 만다. 따라서 건강을 지키는 것은 오염된 장내 환경을 개선해 장 면역력을 높이는 것이다.

질병의 근본 원인은 '장의 부패'다

우리가 음식을 섭취하면 위와 소장에서 소화와 영양 흡수의 과정을 거쳐 변을 만든다. 혈액으로 들어간 영양소는 온몸으로 보내져 모든 세포(조직)에 전달된다. 그렇게 해서 에너지 대사가 이루어진다. 에너지 대사의 방향은 '음식 → 장 → 혈액 → 세포'이다. 그래서 장과 혈액, 세포는 삼위일체로 본다. 여기서 최근 주목받고 있는 우리 몸속의 효소(16~22쪽 참고)는 이 과정 모두에 크게 관여한다.

질병은 '음식 → 장 → 혈액 → 세포'라는 에너지 대사의 방향과 관련이 깊다. 협심증을 예로 질병의 성립 과정을 들여다보자. 서양의학에 의하면, 협심증은 심장의 근육에 영양을 공급하는 관상동맥의 일부가 좁아지거나 경련을 일으켜서 심근에 충분한 혈류가 흘러들지 못해 일어나는 병이다. 날카로운 흉통이나 흉부 압박감을 느끼고, 병이 더욱 진행돼 관상동맥이 완전히 막혀 심근이 괴사하면 심근경색이 된다. 치료할 때는 관상동맥확장제를 투여해서 관상동맥을 넓히는 방법을 쓴다. 혹은 카테터(catheter)라는 관 모양의 기구를 삽입해서 좁아진 관상동맥을 넓히거나 우회술(迂回術)로 좁아진 부분을 피해서 혈액을 흐르게 하는 등의 치료법이 있다. 이들 처방으로 한동안은 괜찮을지 모르나 재협착의 우려가 남아 있다.

그러나 내 생각은 서양의학의 진단 및 치료 기조와 조금 다르다. 나는 4가지 원인이 복합적으로 작용해 협심증이 생긴다고 본다. 첫 번째 원인은 '관상동맥의 협착'이다. 두 번째 원인은 관상동맥 협착을 일으키는 '혈류 악화나 혈액의 오염'이다. 세 번째 원인은 혈류 악화나 혈액 오염을 일으키는 '장의 부패'다. 네 번째 원인은 '장을 부패시키는 물질들'이다. 이 중에서 네 번째가 원인 중의 원인, 즉 협심증의 근원이다. 이 원인을 해결하지 못하면 일시적으로 증상이 좋아져도 결국 관상동맥 협착은 재발한다.

원인 중의 원인인 '장을 부패시키는 물질들'이란 무엇을 의미할까? 다음의 4가지로 집약된다.

장을 부패시키는 4가지 물질

● 잘못된 먹을거리

화학첨가물이 많이 들어간 식품, 산화된 식품, 산화된 기름, 트랜스지방산이 들어간 식품 등이다. 고기, 생선, 달걀, 백설탕, 리놀레산(linoleic acid), 당지수(GI)가 높은 식품을 너무 많이 섭취해도 장은 부패한다.

● 잘못된 식습관

저녁 8시 이후의 식사, 아침에 가열식을 먹는 습관, 과식, 먹고 바로 자는 습관, 대강 씹고 삼키는 습관, 급하게 먹는 습관이 장을 부패하게 만든다.

● 역치를 넘어선 과도한 스트레스

역치란 어떤 반응을 일으키는 최소 자극량이다. 스트레스 수준이 역치를 초과하면 이를 원인으로 뇌나 몸에 장애가 발생한다. '뇌장관계(腦腸關係)'라고 해서 뇌와 장은 자율신경으로 연결돼 있다. 뇌가 스트레스를 느끼면 설사나 변비를 일으키는데, 여기서 끝나지 않고 소화·흡수에 이상이 생기고 장내에도 유해균이 많아지게 된다.

● 외부에서 들어온 독성물질

전자파, 방사능, 담배연기, 잔류농약, 석면, 환경호르몬, 곰팡이류 등이 몸에 흡수되어도 장이 부패한다.

특히 '외부에서 들어온 독성물질'은 현대인을 둘러싼 악의 포위망과도 같다. 서양의학에서는 협심증으로 진단되면 혈류가 좋아지는 치료를 하는데, 이는 대증요법에 불과하다. 혈류 악화나 혈액 오염, 장의 부패를 해결하지 않고는 근원 치료에 이르지 못한다. 설사 치료가 되었더라도 '독소를 몸 안에 들이지 않고 효소가 풍부한 음식을 먹어 건강한 소화와 흡수·대사를 한다'를 실천하지 않으면 협심증은 재발한다. '효소의 낭비를 막는 생활'과 '식이효소를 효율적으로 섭취하는 방법이 질병 치유의 기본인 것이다.

장과 혈액과 세포는 삼위일체라고 했다.

효소는 생명활동의 촉매제다

나는 환자를 만나면 병의 근원을 먼저 따진다. 오랜 진료를 통해 알아낸 병의 원인은 대부분 '장내 오염'이며, 식생활을 바꾸고 좋은 건강 보조제를 섭취하는 것을 치료의 기본으로 삼고 있다.

이러한 내 치료법을 지탱하는 근거가 '효소영양학'이다. 효소에 대한 연구는 시작된 지 얼마 안 되어 아직 모르는 사람들이 많은데, 건강이나 질병과 관련해 효소가 매우 중요한 역할을 한다는 사실에 관심을 갖는 사람들이 조금씩 늘어나고 있다.

하웰 박사의 위대한 발견

효소의 존재가 일반인에게 알려지기 시작한 것은 최근의 일이다. 일본의 경우 아직 10년도 채 안 됐으며, 효소영양학의 발상지인 미국도 30년이 채 안 된다. 효소영양학을 처음 세상에 내놓은 이는 미국의 에드워드 하웰 박사(Edward Howell, 1896~1986)다. 그는 무려 50년에 걸쳐 효소를 연구해 1985년에 《효소영양학(Enzyme Nutrition)》을 펴냈다.

하웰 박사의 책 내용은 실로 획기적이다. '질병은 왜 발생하는가?'라는 원론적인 질문에 대해 '효소 부족이 질병을 일으키며, 난치병은 극단적인 효소 부족이 원인'이라는 답을 찾아냈다. 수명을 결정하는 요인에 대해서도 언급했는데, 그때까지 자신이 어쩌지 못하는 '운명'으로 받아들였던 수명에 대해 박사는 이렇게 말했다.

"수명은 체내 효소의 양에 좌우된다."

즉 '몸이 가진 효소의 양에 따라 수명이 길어지기도 짧아지기도 한다'는 내용이었다. 충격 그 자체였다!

하웰 박사의 주장을 이해하려면 우선 인체 내에서 일어나는 화학반응에 대해 알아야 한다.

우리는 살기 위해 먹고 음식에 함유된 영양소를 흡수해 에너지로 전환한다. 전환된 에너지는 활동하는 데 필요한 에너지가 되거나, 질병을 퇴치하는 면역 에너지가 된다. 에너지원이 되는 영양소가 바로 단백질, 탄수화물(당질), 지방이다. 이 3대 영양소는 자동차로 치면 가솔린과 같은 존재다. 자동차는 가솔린을 넣기만 해서는 움직이지 않는다. 가솔린을 태워서 생성된 에너지로 엔진을 돌려야 하며, 그러려면 배터리가 필요하다.

인간도 자동차와 마찬가지다. 3대 영양소라는 연료를 몸에 집어넣기만 해서는 움직이지 않는다. 영양소라는 연료를 적정한 크기로 분해 및 소화해서 흡수하고, 그중 몸에 필요한 것은 이용하고 불필요한 것은 배설하는 과정이 필요하다. 그것이 대사(代謝)다.

대사는 한마디로 '에너지의 생산과 소비 작용'이다. 좀 더 구체적이고 과학적으로 설명하면 '생명 유지를 위해 유기체가 행하는 일련의 화학반응'이다. 화학반응은 어떤 물질이 자체적으로 혹은 다른 물질과 상호작용해 화학적 성질이 다른 물질로 변하는 현상이다. 단백질과 탄수화물, 지방이 여러 단계를 거쳐 에너지로 바뀌는 화학반응이야말로 생명활동의 정체다.

인간의 몸은 100조 개의 세포로 구성되어 있으며(보통 60

조 개라고 하는데, 현재 미국에서는 60조 개에서 100조 개 사이로 수정되었다), 1개당 매분 100만 회의 화학반응이 일어난다. 우리 몸은 생명에너지를 일으키는 커다란 공장인 셈이며, '건강'은 몸이라는 화학공장의 시스템이 순조롭게 가동하는 상태다. 화학반응을 거쳐 흡수된 단백질은 골격과 세포조직, 점막 및 점액의 원료로 쓰이고, 당질은 세포 내 에너지 생산 공장인 미토콘드리아에 직접 작용한다. 지방도 에너지원인데, 세포막 같은 생체막의 성분으로 쓰인다.

이렇게 중요한 일련의 화학반응을 일으키는 촉매가 바로 효소(대사효소)다. 촉매란 자신은 변화하지 않으면서 주변 물질의 화학반응을 촉진하는 물질이다. '연소'라는 화학반응을 예로 설명하면 이해가 빠를 것이다. 각설탕에 성냥으로 불을 붙여도 각설탕은 타지 않는다. 하지만 각설탕 위에 담뱃재를 올리고 불을 붙이면 각설탕은 불꽃을 일으키며 타오른다. 담뱃재가 촉매 작용을 했기에 일어나는 현상이다.

한마디로, 효소는 '생명활동을 원활하게 처리하는 작업원'이다. 배터리가 없으면 가솔린이 연소되지 않듯 효소가 없으면 단백질도 당질도 지방도 에너지로 전환되지 못해 우리는 생명을 유지할 수 없게 된다. 하웰 박사는 그 사실을 일찌감치 깨닫고 효소를 '생명의 빛'이라고 부르며 효소영양학을 창시한 것이다.

효소는 한 우물을 파는 직장인 같다

인체 내에서의 중요성을 인정받아 효소는 '9번째 영양소'로 불린다. 단백질, 탄수화물, 지방이 3대 영양소이고 비타민, 미네랄, 식이섬유, 물, 피토케미컬이 그다음이다. 뒤이어 효소도 이들에 버금가는 영양소로 자리매김한 것이다. 단, 9번째 영양소로서의 효소는 '음식에 함유된 효소'를 가리킨다.

효소의 성분은 얼마 전까지 '단백질'이라고 알려졌는데, 본질은 단백질이 아니다. 단백질로 둘러싸여 있을 뿐 효소는 단백질 껍질 속에서 독자적으로 활동한다. 효소에는 활성의 중심이 되는 '구멍'이 있는데, 효소마다 이 구멍의 모양이 다르다. 이 구멍에 딱 맞는 기질(효소를 촉매로 화학반응을 일으키는 물질)을 만나면 효소는 촉매로 작용해 분해나 합성 같은 화학반응을 일으킨다. 마치 '단백질 껍질에 둘러싸여 촉매 작용을 하는 생명체'처럼 보인다.

효소가 촉매로 작용하는 경우는 보통 1개 효소당 1가지 기질뿐이다. 예를 들어, 전분(탄수화물)은 소화효소인 아밀라아제(amylase)의 기질이다. 아밀라아제는 전분은 분해할 수 있지만 단백질이나 지방은 분해하지 못한다. 단백질과 지방은 각각 프로테아제(protease)와 리파아제(lipase)라는 전담 분해 효소가 있다. 마치 완고한 직장인처럼 하나의 작업에 만 관여한다.

효소의 크기는 종류에 따라 다른데, 5~20nm(나노미터, 1nm는 10억 분의 1m) 정도다. 눈에 보이지 않을 만큼 미세한 것이다. 효소 하나가 1분 동안 합성(혹은 분해)하는 분자수는 평균 3600만 개다. 개중에는 1분에 4억 회나 화학반응을 하는 효소도 있다.

효소는 크게 체내 효소와 체외 효소로 나뉜다. 체내 효소

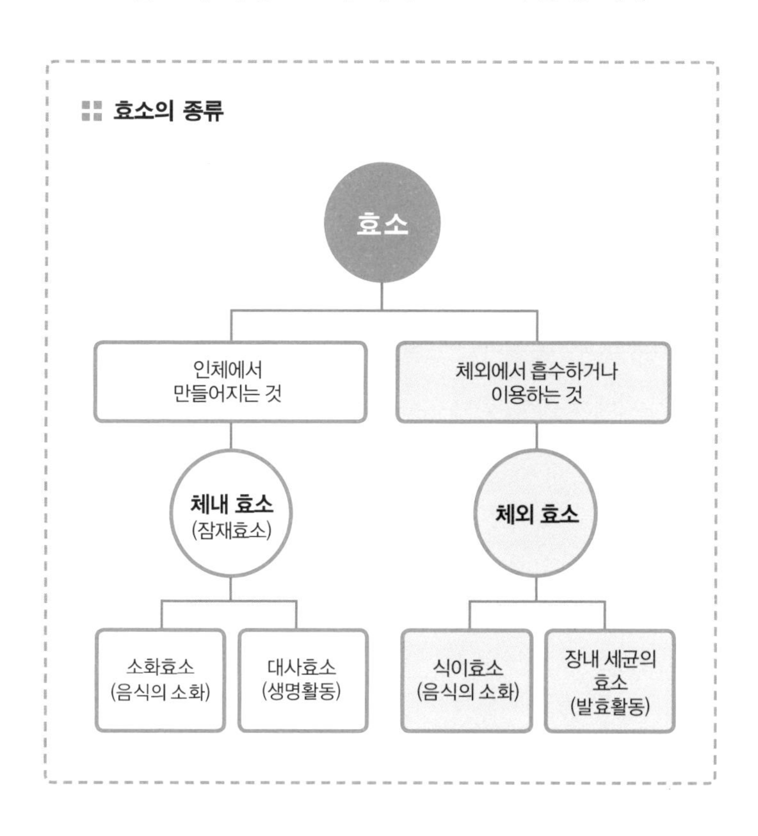

는 하웰 박사에 의해 '잠재효소'라고도 불렸는데, '소화효소'와 '대사효소'가 이에 속한다. 앞에서 설명한 몸속 화학반응의 촉매 역할을 하는 것이 대사효소다. 체외 효소에는 '식이효소'와 '장내 세균의 효소'가 포함된다. 장내 세균의 효소는 최근 내가 추가한 개념이다.

현재 알려진 체내 효소는 2만 종류가 넘는다. 그중 소화효소는 24종류이고, 나머지는 모두 대사효소다. 효소가 만들어지는 장소는 각각의 세포 속인데, 세포핵에 있는 DNA가 어떤 효소를 만들지 청사진을 작성하면 유전자가 만든다. 우리 몸은 3대 영양소를 흡수해서 여러 화학반응을 거쳐 생명에너지를 얻는다. 이때 음식물을 소화시키고 영양분을 흡수하는 과정에서는 소화효소가 커다란 역할을 하고, 소화 · 흡수된 영양소를 피 · 살 · 근육으로 바꿔서 몸이 순조로이 활동할 수 있게 하는 역할은 대사효소의 몫이다. 대사효소는 이 외에도 해독, 면역 등 건강을 유지하는 역할도 한다.

* 효소에 관한 좀 더 구체적인 내용은 전나무숲 출간 《효소 식생활로 장이 살아난다 면역력이 높아진다》의 36~88쪽 참고

사람은 혈관과 함께 늙는다

흔히 '건강의 비결은 깨끗한 혈액이 좌우한다'고 말한다. '깨끗한 혈액'이란 '미세 순환, 즉 모세혈관의 혈류가 매우 좋다'는 뜻이다. 이 말은 인체의 건강에서 의미가 깊다. 왜냐하면 질병에 걸리는 최종 단계가 혈액 오염과 그로 인한 모세혈관의 폐색이기 때문이다.

혈액은 심혈관계 내부를 순환하는 물질로, 생명 유지에 지극히 중요하다. 주된 역할은 산소·아미노산·포도당·지방산·비타민·미네랄·효소 등의 영양소를 나르는 '운반'과 pH·호르몬·체온 등을 일정하게 유지하는 '완충', 병원체·

이물질 등으로부터 몸을 지키는 '방어'로 구분할 수 있다.

혈액이 흐르는 혈관은 심장에서 시작해 대동맥·대정맥 같은 굵은 혈관, 동맥·정맥과 그 지류인 모세혈관으로 이어진다. 지류에는 또 다른 지류가 있어서 마지막에는 가장 가는 극모세혈관으로 이어진다. 전체 길이만 10만km로, 지구 둘레를 무려 2바퀴 반이나 돌 수 있는 정신이 아득해질 정도의 길이다. 그중 93%가 모세혈관이다.

극모세혈관에서 각 조직으로 영양소와 산소가 전달되기에 조직은 기능할 수 있다. 만약 조직이나 세포에 영양소와 산소가 도달하지 못하면 그 조직은 기아 상태에 빠지고, 얼마 안 가 우리 몸은 질병에 걸리고 만다. 이를 막을 수 있는 예방책으로 '모세혈관의 혈류 개선'만한 것이 없다.

미세 순환을 개선하는 효소의 힘

혈액에서 영양소와 산소를 운반하는 역할은 적혈구가 담당한다. 정확하게는 적혈구 속 헤모글로빈의 작용이다. 폐에서 산소를 넘겨받은 적혈구는 온몸의 조직에 산소를 공급하고, 돌아올 때는 조직이 배출한 이산화탄소를 폐로 운반한다.

혈액이 잘 흐르느냐 아니냐를 가르는 비결이 적혈구에 있다. 적혈구는 가운데가 오목한 원반형으로, 긴 쪽의 지름이 7.5㎛(마이크로미터, 1㎛는 1㎜의 1000분의 1)다. 극모세혈관의 직경은 4~5㎛이다. 적혈구가 더 크다. 크기만 봐서는 적혈구가 극모세혈관 속으로 들어가지 못하는 게 당연한데, 적혈구는 특수 능력을 발휘해 기어이 자기 몸보다 가는 혈관으로 들어간다. 바로 변형 능력이다. 원반형의 한가운데를 접어서 극모세혈관 속으로 들어가는 것이다.

그러나 적혈구의 변형 능력은 영원하지 않다. 혈액 속에 중성지방이나 콜레스테롤이 필요 이상으로 많거나, 당뇨병이 그렇듯이 고혈당이거나, 활성산소가 많으면 적혈구가 딱딱해지면서 변형 능력이 쇠퇴한다. 또 산화한 기름이나 당화단백(자당과 단백질이 달라붙은 것)이 늘어나면 적혈구들이 마치 엽전을 꿰놓은 것처럼 서로 달라붙는다. 그렇게 되면 모세혈관 속으로는 들어가지 못한다. 게다가 적혈구는 주로 산소를 운반하는데, 적혈구들이 서로 겹쳐 있으면 표면적이 크게 줄어서 운반할 수 있는 산소의 양이 극단적으로 감소한다. 그래서 혈액의 흐름이 좋지 않은 사람은 조금만 움직여도 금세 숨이 차거나 쉽게 피로를 느끼는 것이다.

그런데 적혈구는 어떻게 엽전꾸러미 모양으로 연결될까?

건강한 적혈구는 음이온(-)이 주위를 채우고 있기 때문에 적혈구끼리는 서로 밀어내서 달라붙을 일이 없다. 그렇기에 개별적으로 이동하고 좁은 혈관 속으로도 들어갈 수 있는 것이다. 그런데 적혈구와 적혈구 사이로 산화한 기름이나 당화단백 같은 물질이 끼어들면 그들이 접착제 역할을 해서 적혈구를 이어 붙여버린다. 적혈구가 몇 개 혹은 몇십 개씩 연결되기도 한다. 그 모양이 마치 쌓아놓은 동전을 쓰러뜨렸을 때처럼 뭉쳐 있는 상태 같아서 연전형성(rouleaux formation)이라고 한다.

산화한 기름이나 당화단백 같은 물질이 혈액에 섞이는 주된 원인으로는 커피·육류의 과다 섭취, 정신적·육체적 스트레스, 흡연, 운동 부족 등이 있다. 연전형성이 나타났을 때는 단백질과 지방의 섭취량을 줄이고 혈액을 알칼리화하는 식품을 먹으면 효과적이다.

원반형의 적혈구에 장내 부패로 생긴 세균이 들러붙어서 별사탕 모양이 되는 경우도 있다. 유극 적혈구(有棘赤血球, acanthocyte)라고 하는데 혈관 속이 이런 상태가 되면 혈액이 끈적끈적해지고(27쪽 그림), 그 결과 영양소와 산소가 온몸으로 전달되지 못한다.

영양소와 산소가 전달되지 못해 조직이 기아 상태에 빠지면 활성산소가 출현한다. 이 유해한 산소는 정상 세포를 괴롭히는데, 그 상태가 오래 이어지면 세포핵 속의 DNA를 손

깨끗한 혈액과 끈적끈적한 혈액

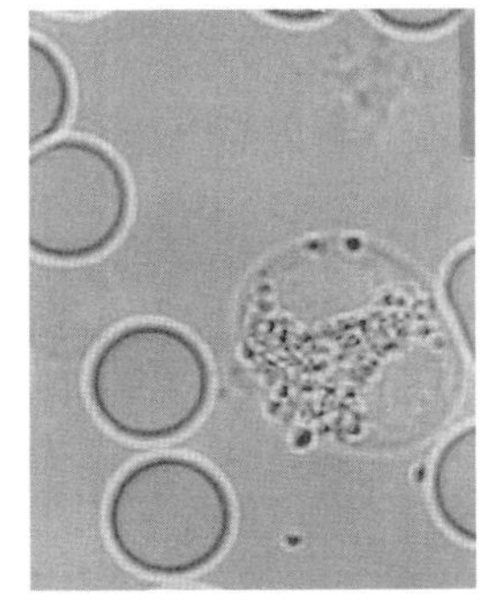

깨끗한 혈액
적혈구가 균일한 원형을 유지하고 있는 정상적인 상태

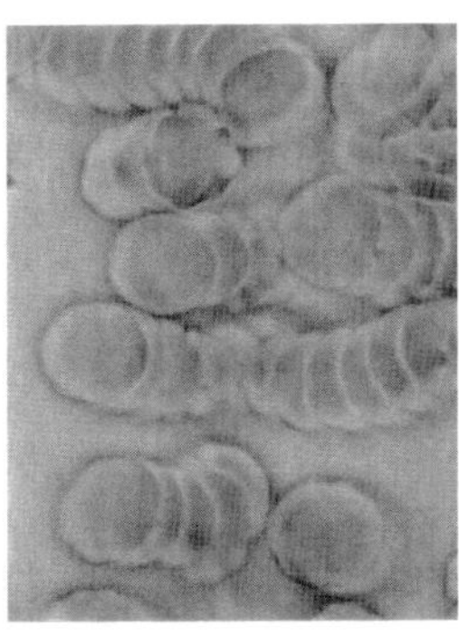

연전형성 혈액
적혈구가 엽전을 꿰어놓은 것처럼 서로 들러붙어 있다. 이 상태로는 모세혈관으로 들어가지 못한다.

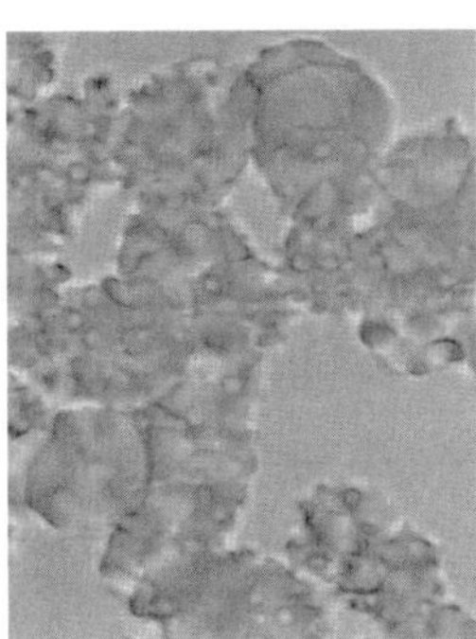

끈적끈적한 혈액
적혈구에 부패균이 부착해서 공 모양이 된 유극 적혈구

상시키거나 파괴해서 갑작스런 변이를 일으킨다. 이것이 조직의 암화로 발전한다.

노벨 생리의학상을 수상한 독일의 오토 하인리히 바르부르크 박사(Otto Heinrich Warburg)는 "암은 몸속에 산소가 부족해 발생한다"고 발표했다. 미세 순환이 악화된 조직은 암에게 절호의 번식처다. 혈류가 나쁘기 때문에 면역세포인 백혈구도 재빨리 현장으로 달려오지 못한다.

미세 순환이 좋다는 말, 즉 모세혈관의 혈액이 깨끗해서 흐름이 원활하다는 말에는 이처럼 중대한 사실이 내포되어 있다.

나는 이 미세 순환의 개선이야말로 건강으로 가기 위한 가장 중요한 과제라고 생각한다. 미세 순환을 개선하는 최대의 비결은 효소가 살아 있는 식품을 섭취하는 것이다. 연전형성이 발생했을 때 이를 풀어내는 일은 체내 효소의 역할이지만, 식이효소도 상당한 비율로 이를 돕기 때문이다.

혈액은 장에서 만들어진다?

혈액은 건강한 사람이어도 끊임없이 상태가 좋아졌다 나빠졌다 한다. 음식을 먹고 몇십 분만 지나도 혈액의 상태가 급변한다. 그 정도로 우리가 먹는 음식이 중요하다.

먹는 음식이 건강을 좌우하는 이유는 '피가 되기' 때문이다. 앞에서도 말했듯 '장과 혈액과 세포는 삼위일체'다.

혈액은 어디에서 만들어질까? 대부분 '골수'라고 대답할 것이다. 1925년에 미국의 댄, 세이빈, 커닝엄이라는 3명의 혈액학자가 주장한 이론이 '골수 조혈설'이다. 학교에서도 현재 그렇게 가르치고 있다. 하지만 혈액은 장에서 만들어진다는 것이 내 생각이다. 이 같은 생각은 치시마 키쿠오(千島喜久男) 박사가 주장한 '장관(腸管) 조혈설'에서 유래한다.

치시마 박사는 혈액이 골수에서 만들어지는 경우는 어디까지나 비상시의 2차적 조혈 작용이며, 평상시 혈액은 소장의 융모(점막에 빽빽이 난 작은 돌기)에서 만들어진다고 보았다. 이 책의 주제와 동떨어진 내용이라 자세한 설명은 생략하지만, 내가 치시마의 학설을 순순히 받아들일 수 있었던 이유는 임상 개업의로서 질병에 대한 관점에 한계를 느낀 데다 서양의학적 치료를 했음에도 전혀 좋아지지 않은 현상을 겪었기 때문이다.

사실 나는 그 이전부터 막연하게나마 '인간의 몸과 마음에 중요하게 기능하는 기관은 장이 아닐까' 생각하고 있었다. 그러던 중에 치시마 학설과 만났고, 이런 결론에 도달했다.

"먹은 음식이 장에서 혈액이 된다. 그 혈액이 조직으로 흘

러가 몸(생명)을 만든다. 그러니 질병의 원흉은 혈액 오염이며, 혈액을 오염시키는 범인은 건강하지 못한 장과 나쁜 음식이다."

나는 언젠가 골수 조혈설이 뒤집히고 장관 조혈설이 인정받는 날이 오리라 믿는다. 역사를 돌아봐도 천동설과 지동설을 비롯해 그런 사례는 흔하게 널려 있다.

인간의 장기 중에서 노화가 가장 빠른 곳은 어디일까? 1위가 장이고, 2위가 신장이다. 뇌는 골격근과 함께 3위다. 장과 신장이 나란히 1, 2위를 차지한 이유는 이 둘이 가장 많은 혈액을 사용하는 사치스런 장기이기 때문이다. 혈관이 많은 장기일수록 빨리 늙는다.

소장과 대장, 신장의 혈류를 개선하는 일이 얼마나 중요한지 이제는 알았으리라 생각한다. 사람은 혈관과 함께 늙는다. 장을 깨끗하게 하고 혈액을 깨끗하게 하는 일은 노화 방지로도 직결된다.

장관면역이
건강의 최전선을
수호한다

이제 장에 대해 본격적으로 이야기하자.

장의 임무는 소화와 흡수만이 아니다. 면역이라는 인체 건강의 최전선을 수호하는 장기이기도 하다.

장이 얼마나 거물인지 알려주겠다. 뇌와 간, 신장 같은 주요 장기도 원래는 장에서 발달해 나왔다. 영양을 흡수하는 장을 효율적으로 움직이기 위해서 장을 따라 신경이 발달했고, 그 신경의 끄트머리가 팽창하면서 인간을 인간답게 만드는 뇌도 생겨났다. 따라서 뇌신경보다 장의 신경이 형님이다.

소장 그리고 장관면역

장기별 신경세포의 수를 봐도 뇌 다음으로 신경세포가 많은 곳이 장이다. 신경으로 덮인 장관(腸管)은 간이나 췌장 등에 소화와 흡수 작업을 지시하는 사령탑으로서 기능한다.

음식이 지나는 길인 입에서 식도, 위, 소장, 대장, 항문까지는 쭉 이어져 있는 것이 마치 하나의 통으로 된 토관(土管. 흙으로 구워 만든 둥근 관)과 같은 모양새다. 토관의 안쪽이 항상 외기에 노출되어 있듯 우리의 위장도 항상 외부의 자극을 받는다. 앞에서도 말했지만, 장관은 몸의 '안이자 밖'이다. 그래서 소화기관의 안쪽 점막은 음식과 함께 들어오는 세균이나 병원균 같은 외적(外敵)에 항상 노출되어 있다.

인체 입장에서 이들 외적이나 이물질의 침범은 중대한 위기다. 장관에서는 이들을 배제하거나 중화시켜서 우리 몸에 해를 끼치지 못하도록 막아야만 한다. 그 일을 위해 소장에는 수많은 면역세포가 집중되어 있다. 면역세포의 일종으로 림프구란 것이 있는데, 전신에 존재하는 림프구의 70%는 소장에 집중돼 있다(대장에는 10%). 종양면역(암에 특이적으로 작용하는 면역)도 80%가 소장에 있다. 이들을 '장관면역'이라고 한다.

장관면역을 대표하는 것이 페이에르판(Peyer's patch)이라

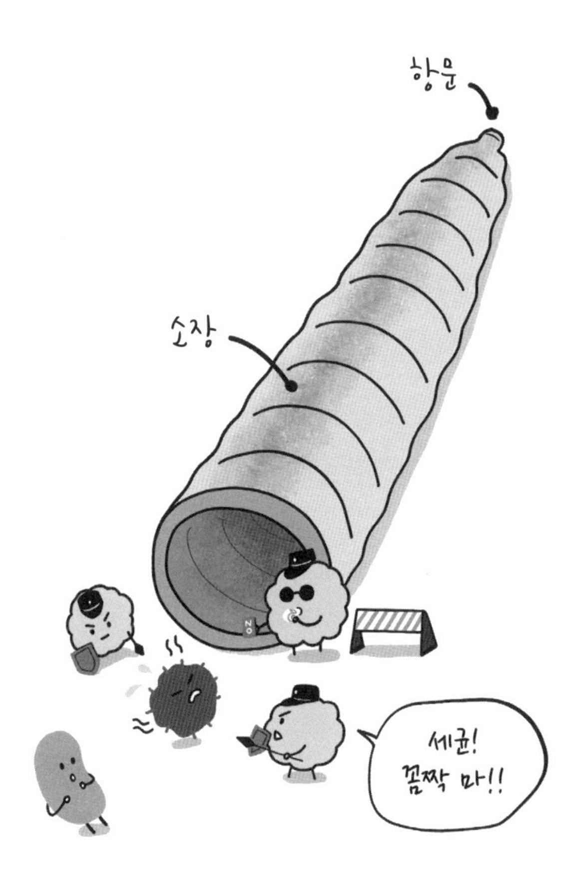

외적이나 이물질의 침범으로부터 우리 몸을 지키기 위해
소장에는 수많은 면역세포가 집중되어 있다.

는 집합 림프절이다. 림프절이란 림프관이 분기하는 부분에 있는 샘[腺]인데, 회장(回腸, 소장 하부에 있으며 소장 전체의 5분의 3을 차지)을 중심으로 180~240개가 존재한다. 소장은 십이지장, 공장, 회장으로 구성되며 회장에서 영양소를 최종적으로 흡수한다. 영양을 흡수할 때는 이물질까지 함께 들어오지 않도록 배제하거나 중화하는데, 그런 면역활동의 사령탑이 바로 페이에르판이다.

페이에르판의 표면은 '원주 상피세포(圓柱上皮細胞)'라는 원주형 세포로 덮여 있다. 그 일부에 M세포(Microfold cell, 장관 상피세포)가 있다. 장 세포와 달리 표면에 융모가 없다. 그 대신 넓은 미세 주름(microfold)이 있는데, 이 때문에 M세포라고 부른다. 우리 몸에 이물질이 들어오면 먼저 매크로파지나 수상세포(樹狀細胞) 등이 인식하고 림프구의 킬러-T세포(killer-T cell)나 NK세포(Natural Killer cell) 등이 활성화되면서 면역 반응을 일으킨다. 이들은 문자 그대로 병원균과 이물질의 암살자다.

장은 이처럼 중대한 작용을 담당한다. 그러나 장관면역에 관한 연구는 아직 새로운 분야라 해명되지 않은 부분이 많다. 일련의 작용을 통해 중요한 역할을 하는 M세포가 발견된 해가 1974년이니 이제 겨우 40년이 지났을 뿐이다. 장관면역을 중요하게 여긴 시기 역시 그 이후부터다. 그런 연유로 장관면역은 '면역의 신대륙'이자 '면역의 신세계'라 불리고 있다.

중년 이후에는 면역계의 중심이 이동한다

장관면역을 활성화시키면 몸 전체의 면역력 강화로 이어져서 암이나 기타 질병의 치료도 효과를 볼 수 있다. 암의 경우를 예로 면역에 관해서 잠시 생각해보자.

현대 일본은 2명 중 1명이 암에 걸려서 3명 중 1명이 죽는 시대가 되었다. 그런데 암은 어떻게 해서 생겨날까?

인간의 몸에서는 매일 1조 개의 세포가 죽고 이를 보충하기 위해 세포 분열로 새로운 세포가 비슷한 수만큼 생겨난다. 개중에는 세포의 설계도인 DNA를 제대로 복사하지 못한 불량품도 섞여 있다. 그 수는 매일 5000개 정도라고 한다.

복사 오류가 난 세포는 아포토시스(apoptosis, 세포 자살)로 대부분 죽지만, 간혹 죽지 않는 세포도 있다. 이들이 암의 씨앗이며, 이들을 퇴치하는 것이 면역세포다. 그러므로 우리는 그리 쉽게 암에 걸리지 않는다. 면역세포들은 암의 씨앗뿐만 아니라 세균, 바이러스, 곰팡이 같은 병원체에 대해서도 똑같이 작용한다. 하지만 어떤 이유로 면역 작용이 약해지면 암세포나 병원체가 맹위를 떨치게 된다.

인간의 면역력은 나이를 먹을수록 떨어지는데, 20세 무렵에 절정이었다가 40대에는 절정기의 절반으로 떨어지고, 50대가 되면 절정기의 3분의 1 수준까지 감소한다. 이는 면역세포의 주역인 림프구를 만드는 흉선이 퇴화하기 때문이다. 암이 40대부터 늘기 시작해 고령이 될수록 많아지는 데는 이 같은 이유가 있다.

그리고 중년 이후에는 면역계의 중심이 흉선에서 장관 림프조직으로 이동한다. 장관면역은 장내 환경만 좋다면 고령이 되어도 계속해서 기능한다.

장관의 면역력이 떨어지면 어떤 일이 생기는지를 증명하는 데 안성맞춤인 사례가 있다. 1995년에 인도네시아의 발리 섬에 관광을 다녀온 200명 이상의 일본인들이 콜레라에 걸렸다. 하지만 현지인 중에는 콜레라에 걸린 사람이 한 명도 없었다. 발리에서 일본인 관광객이 걸린 콜레라균은 '엘토르 오가와형(El Tor O1, serotype Ogawa)'으로, 보통은 몸에 들어와도 발병하지 않을 정도로 매우 약한 유형의 콜레라균이었다. 그런데도 콜레라 증상이 나타난 이유는 일본인 관광객의 장관면역력이 저하돼 있었기 때문으로 보인다. 여행은 일상적인 일이 아니기에 교감신경이 우위여서 변비가 잘 생기는 상태가 되기 쉽다. 그 결과 장내 부패를 일으켜서 장관면역력이 뚝 떨어진 탓에 평소라면 걸릴 리 없는 약한 콜레라균에도 감염되고 말았으리라.

이런 상황이 꼭 해외에서만 벌어진다고는 할 수 없다. 국내에서도 때때로 음식점에서 식중독에 감염되었다는 뉴스가 흘러나오는데, 그 음식점에서 식사를 한 사람들 모두가 식중독에 걸리지는 않는다. 그 음식점에서 식사를 할 때 장내 환경이 상당히 악화된 사람만 식중독에 걸렸으리라 추측한다(그렇다고 해서 그 가게에 책임이 전혀 없다는 얘기는 물론 아니다).

평소 장 건강을 철저히 챙겼더라면 이런 '말도 안 되는 병', '생각지도 못한 병'에 걸릴 일은 없었으리라.

식이섬유에는 무한한 능력이 숨어 있다

장 건강과 관련해 내가 효소식만큼이나 주목하는 것이 식이섬유다. 식이섬유는 탄수화물의 일종이며, '소화효소로는 거의 소화되지 않는 고분자 성분'으로 정의된다. 사실 과거 식이섬유는 음식물 찌꺼기 취급을 받았다. 하지만 식이섬유가 건강에 크게 공헌한다는 사실이 밝혀지면서 많은 이들이 식이섬유를 새로운 시각으로 바라보게 되었다.

생활습관병의 근원은 식이섬유가 빠진 식사

식이섬유의 중요성을 세계에 알린 사람은 영국의 데니스 버킷(Dennis Burkitt) 박사다. 그는 '모든 생활습관병은 금세기의 식생활이 식이섬유를 잃어버린 데서 시작됐다'고 했다. 버킷 박사가 말하는 식이섬유의 유효성은 다음과 같다.

- 식이섬유가 장벽을 자극함으로써 위장의 운동과 소화액의 분비가 활발해진다.
- 장내 세균은 식이섬유를 영양분 삼아 번식해 비타민B군 등을 합성한다.
- 식이섬유는 소장에서의 소화 시간을 늘림으로써 당분이 장에 흡수돼 혈당치가 상승하는 정도를 완화한다.
- 식이섬유는 대장에서의 음식물 통과 시간을 줄이고, 장내 세균의 작용으로 배변을 원활하게 한다.
- 식이섬유는 담즙산의 재흡수를 억제해서 혈중 콜레스테롤의 양을 내린다.
- 식이섬유는 유해물질, 중금속을 흡착해 변과 함께 배출됨으로써 발암의 위험성을 줄인다.

식이섬유의 유효성에 대해 조금 더 자세히 설명하겠다.

식이섬유에는 물에 녹는 수용성과 물에 녹지 않는 불용성이 있다. 수용성 식이섬유에는 펙틴(pectin), 구아검(guar gum), 글루코만난(glucomannan), 후코이단(fucoidan), 알긴산(alginic acid) 등이 있는데, 물을 흡수하면 끈적끈적해지면서 젤리처럼 부풀어 오른다. 그 덕분에 콜레스테롤이나 담즙산의 흡수가 억제되어 혈중 콜레스테롤과 간 내 콜레스테롤의 양이 줄어드는 효과가 있다.

담즙산은 콜레스테롤을 원료로 간에서 만들어지는 소화액이다. 지방을 녹이는 작용을 하는데 간과 소장, 담낭 속에 일정량이 비축돼 있다가 지방을 소화·흡수해야 하는 시점에 십이지장으로 분비된다. 그 역할이 끝나면 재흡수돼 다시 간으로 보내진다. 이를 담즙산의 '장간순환(腸肝循環)'이라고 한다.

젤리 상태가 된 수용성 식이섬유는 담즙산을 흡착해서 변과 함께 배설된다. 그러면 담즙산의 비축량에 부족분이 생겨 재생산을 해야 한다. 이때 사용되는 주재료가 간이나 혈액 속의 콜레스테롤이다. 그 영향으로 동맥경화증이나 고콜레스테롤혈증, 허혈성 심장 질환, 뇌혈관 질환, 담석 등의 질병에 대한 예방 효과가 높아진다.

수용성 심이섬유는 당분의 흡수를 늦춤으로써 혈당치의 급격한 상승을 막아 당뇨병도 예방하고, 식염 등에 많은 나트륨과 결합하기 쉽기 때문에 고혈압 방지에도 도움이 된다. 나트륨과 결합한 젤리 상태의 수용성 식이섬유는 대장을 지나 체외로 배출되는데, 이것이 혈압을 내리는 효과로 이어지는 것이다. 식이섬유가 생활습관병에 효과적인 이유는 이 같은 일련의 작용 때문이다.

식이섬유는 비피더스균 같은 유익균을 늘려서 장내 세균의 균형을 유지하는 역할도 한다. 최근 밝혀진 바로는 식이섬유가 단쇄지방산을 만드는 장내 세균의 먹이가 된다고 한다. 단쇄지방산은 우리 몸의 면역력을 높이고 대장벽의 세포를 정상으로 재생시키는 등 건강과 크게 관련된 물질이다. 수용성 식이섬유를 다량 함유한 식품으로는 사과·바나나·키위 등의 잘 익은 과일, 미역·다시마·큰실말 등의 해조류, 참마와 곤약 등이 있다.

하지정맥류도 식이섬유 부족이 원인이다

불용성 식이섬유로는 헤미셀룰로오스(hemicellulose), 리그난(lignan), 글루칸(glucan), 키틴 키토산(chitin chitosan), 셀룰로오스 등이 있다. 불용성 식이섬유는 수분 흡수 작용이 강하고 보수성(保水性)이 높다. 식이섬유가 물을 흡수하면 몇

배에서 몇십 배로 팽창해서 장벽을 자극하기 때문에 장의 연동운동이 왕성해진다. 그 덕분에 음식물의 찌꺼기가 빠르고 부드럽게 체외로 배설된다. 높은 흡수력으로 변의 양을 늘리고 부드럽게 만들어주기에 변비 해소와 숙변의 배설에도 효과가 있다.

불용성 식이섬유는 장내 유해물질을 흡착해서 변과 함께 체외로 배출하는 작용도 한다. 장내 유해물질이란, 음식물이 소화되고 남은 찌꺼기 등이 장내 유해균에 의해 변화된 것이나 식품에 섞여 들어온 것 등이다. 이 중에는 발암성이 있거나 유해 중금속을 함유한 물질도 있기 때문에 농도도 중요하지만 장에 머무는 시간이 길어져도 암을 비롯한 온갖 질병이 생겨난다.

대장게실을 예로 들어보자. 불용성 식이섬유가 부족하면 변비에 잘 걸려서 변의 양이 줄고 딱딱해진다. 작고 딱딱한 변을 밀어내려면 장벽의 근육은 더 강한 힘을 줘야 한다. 그 탓에 장내 압력이 비정상적으로 높아진다. 장내 압력이 지속되면 대장벽의 일부가 견디지 못하고 빠져나가면서 풍선처럼 볼록 튀어나오게 된다. 이것이 게실이다. 게실이 염증을 일으키면 대장게실염이 된다. 복통이나 설사의 증상이 있고, 드물게는 다량의 출혈을 보이기도 한다.

이런 대장게실염 예방을 위해서는 불용성 식이섬유를 풍

부하게 섭취해야 한다. 불용성 식이섬유가 부족하면 충수염, 틈새탈장, 탈장, 하지정맥류, 치핵, 직장탈출증 등도 생긴다. 불용성 식이섬유는 대부분의 식물에 함유되어 있다. 현미 등의 전립곡물, 우엉 등의 근채류, 콩, 잎채소류, 버섯류에도 풍부하다.

간단하게 정리하면, 수용성 식이섬유는 콜레스테롤과 당질의 불필요한 흡수나 급격한 흡수를 막고, 불용성 식이섬유는 원활한 배변을 유도해 장에서 발생한 유해물질을 배설한다. 이러한 식이섬유의 작용이 고지질혈증이나 당뇨병, 동맥경화증을 막고, 암 예방에도 큰 역할을 한다.

안타깝게도 현대 일본인의 식이섬유 섭취량은 지극히 낮은 편이다. 10~40대의 섭취량은 14g을 크게 밑돌아 12g 정도이고, 50대 이후는 평균 16.5g을 섭취하고 있다. 후생노동성이 제시하는 식이섬유의 영양필요량은 하루 기준으로 20~25g이다. 식이섬유 20~25g은 채소를 300g, 감자나 고구마를 1개, 과일 200g 정도는 먹어야 충족된다. 하지만 나는 후생노동성과 생각이 조금 다르다. 식이섬유를 하루에 30~40g은 섭취해야 이상적이라고 본다. 백미를 현미나 보리밥으로 바꾸거나, 식초절임에 콩류(콩과 식물)를 곁들이거나, 해조류나 버섯류를 요리에 이용하는 등의 방법으로 섭취량을 늘려가야 한다. 귤은 속껍질도 먹고, 사과도 껍질째 먹는다. 주식, 반찬, 국물 요리, 디저트 등에 식이섬유가 많은 식품을 집어넣는다면 섭취량을 크게 늘릴 수 있다.

암이나 당뇨병 같은 만성질환이 급격히 늘어난 것은 식이섬유 섭취량이 크게 줄어든 것과 큰 관련이 있다. 장내 환경을 좋게 만드는 것은 건강을 지키는 핵심이다. 농경이 시작된 이래로 지속돼온 현미채식과 발효음식, 해산물 중심의 전통식을 재평가하고, 효소가 풍부한 채소과일주스를 마시는 습관을 들이고, 식사로는 부족하기 쉬운 영양을 보조제로 보충하는 등의 노력이 필요하다.

장내 세균은 식이섬유를 좋아한다

장에는 불가사의한 생물인 장내 세균이 살고 있다. 장내 세균은 우리 몸에 속한 조직이 아니라 인간과 공생 관계에 있는 미생물로 '제3의 장기'라고도 불린다. 우리 몸은 그들의 숙주다. 그들은 우리가 섭취한 영양분의 일부를 주된 영양원으로 삼아 살아간다.

장내 세균의 종수에 대해서는 얘기가 많다. 400종에 400조 개라고도 하고, 최근에는 1000종에 1000조 개라는 주장까지 나왔다. 어느 쪽이든 장에 터를 잡고 사는 미생물의 수가 방대하다는 뜻이다. 무게로 치면 1~1.5㎏이라고 하니 우리 몸의 중요 장기인 간에 필적하는 중량이다.

장내 세균은 대장의 중심부에 사는데, 마치 풀꽃의 군락처럼 집단을 형성해 번식한다고 해서 '장내 플로라(intestinal flora)'라고 부른다. 장내 세균은 소장, 그중에서도 소화가 일어나지 않는 회장 부분에도 상당량 존재한다.

유익균, 유해균, 중간균

장내 세균은 3종류로 구분된다. 비피더스균이나 유산균처럼 몸에 좋은 영향을 미치는 유익균, 웰치균이나 대장균처럼 나쁜 영향을 주는 유해균, 둘 중 우세한 쪽에 붙는 중간균이다. 이들의 비율이 건강에 큰 영향을 미치는데 유익균이 3, 유해균이 1, 중간균이 6인 상태가 이상적이다.

유익균은 다양한 측면에서 건강에 관여한다. 남아도는 콜레스테롤을 체외로 배설하는 지질 대사를 활성화하고, 병원균을 배제하며, 유해한 발암물질을 분해하고 배설한다. 이외에 효소의 활성화, 비타민 합성, 호르몬 생산, 장내 pH의 조정, 장 연동운동의 활성화, 항상성(호메오스타시스)의 유지 및 조정에도 관여하며, '쾌락 물질'인 도파민을 뇌에 보내거나 면역계를 활성화하는 일도 한다.

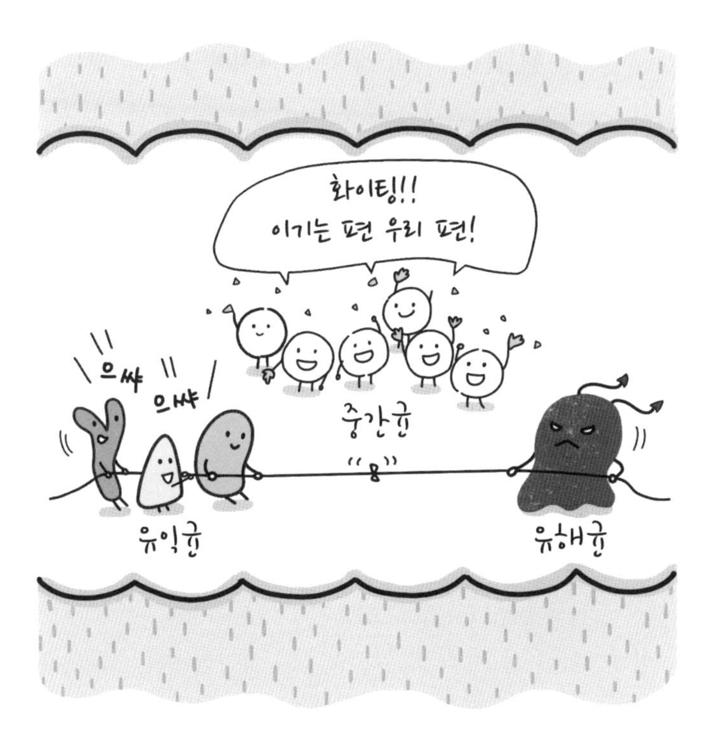

장내 세균의 비율이 건강에 큰 영향을 미치는데
유익균이 3, 유해균이 1, 중간균이 6인 상태가 이상적이다.

만일 장속에서 유해균의 지배력이 세져서 그 균형이 무너지면 유익균과 중간균의 활동성이 떨어지고 생체의 면역계에도 영향을 줘서 감염증이나 알레르기, 궤양성 대장염, 암, 비만 등 수많은 질병의 원인을 만든다.

그렇다고 해서 유해균이 싹 다 없어져야 좋다는 것은 아니다. 유해균이라고 부르긴 하지만, 이들만이 할 수 있는 작용도 있기 때문이다. 콜레라균이나 이질균 등이 체내로 침입하면 유해균이 무리를 지어 공격하는 경우가 그렇다. 유해균은 밖에서 들어온 강력한 균에 대항하기 위해 존재한다.

식이섬유의 뜻밖의 위력

장내 세균은 무얼 먹고 살까? 바로 식이섬유다. 식이섬유를 많이 섭취하면 장내 세균 가운데 유익균의 수가 증가한다. 식이섬유가 부족하면 우울증이나 수면 장애 같은 신경증에도 영향을 준다. 이런 증상들은 모두 장내 세균이 감소하거나 난조해 일어난다.

장내 세균의 역할 중에 쾌락 물질인 도파민이나 세로토닌을 뇌로 보내는 작용이 있다. 사람의 행복도는 도파민과 세로토닌이라는 뇌내 물질이 만들어내는데, 이 물질들을 만드는 원료가 필수 아미노산이다. 필수 아미노산을 섭취했다고 해서 바로 도파민이나 세로토닌으로 바뀌지 않는다. 체내로 흡수된 필수 아미노산은 도파민이나 세로토닌의 전구체(前驅體. 어떤 물질이 생성되기 전단계의 물질)로 모습이 바뀌어서 뇌로 보내지는데, 그 전구체를 생성하는 일도 뇌로 들여보내는 일도 모두 장내 세균이 한다. 이들 전구체가 뇌로 들어가야 비로소 도파민과 세로토닌으로 바뀌는 시스템이다 보니, 장내 세균이라는 생산 공장이 유해균으로 황폐해져 있으면 인간은 행복한 기분을 맛보지 못한다.

반복해서 말하지만, 장내 세균의 먹이는 식이섬유다. 불안감 때문에 인생을 즐기지 못하는 사람은 대개 장내 세균이 감소해서 장내 플로라의 상태가 엉망일 확률이 높다. 그 결과 쾌락 물질의 전구체가 제대로 합성되지 못해 뇌내에서 도파민 같은 쾌락 물질이 줄어든 것이다.

최근 일본의 자살자 수는 2012년 이후로 매해 3만 명을 넘는다. 10만 명당 약 24명이 자살로 세상을 떠나는 것이다. 일본이 자살률이 높은 것은 50년 전에 비해 식이섬유 섭취량이 절반으로 줄어든 것과 큰 관련이 있지 않을까? 그 근거가 될 만한 나라가 멕시코다. 멕시코의 자살자 수는 10만

명 중 고작 4명으로, 일본의 6분의 1에 불과하다. 특유의 낙천적인 기질도 한몫을 하겠지만, 식이섬유 섭취량을 살펴보면 멕시코 사람들은 세계에서 식이섬유를 가장 많이 먹는 것으로 알려져 있다. 일본인의 식이섬유 섭취량보다 약 3배나 더 많다.

장내 세균은 수용성 식이섬유를 더 좋아한다. 수용성 식이섬유는 다시마·미역 등의 해조와 두부·유부 같은 콩 제품에 풍부하게 들어 있다. 또 불용성(액체에 녹지 않는 성질) 식이섬유가 많은 우엉이나 샬롯, 마늘, 아보카도, 과일류 등에도 수용성 식이섬유가 들어 있다. 이 밖에 오크라, 몰로키아, 토란처럼 미끈미끈 끈적끈적한 식품에도 풍부하다. 그 밖에 장내 세균이 좋아하는 음식으로 발효식품이 있다. 미소된장, 간장, 낫토(생청국장), 식초, 절임 등이 대표적인 발효식품이다.

유산균 제재로 유익한 장내 세균을 키운다

장에는 우리 몸 전체에 있는 면역세포의 일종인 림프구가 70% 몰려 있고, 종양면역세포도 80%가 소장에 집중되어 있어서 장이 건강하면 자연히 면역력이 높아진다. 실제로 건강한 장을 가진 사람들에게서는 잔병치레가 적다.

우리 몸은 태어날 때는 무균상태이지만 출생과 함께 장내에 세균이 정착하기 시작한다. 이렇게 장내에 포함되어 있는 세균을 통틀어 장내 세균이라고 한다. 장내 세균에는 효모와 곰팡이들도 소량씩 들어 있는데, 세균의 종류는 나이나 개인의 성장 환경에 따라 각기 조금씩 다른데. 이들은 장내 환경에서 상호작용을 하면서 균형을 이룬다.

장내 세균 중에는 우리 몸에 유익을 주는 균이 있는가 하면 유해한 균도 있다. 유해한 균은 변비나 설사는 물론 아토피 질환 등을 유발하고 심지어는 자폐증의 원인이 된다는 보고도 있다. 그에 반해 유익한 균은 소화와 흡수, 영양, 독소해독, 면역, 암 예방 등 건강과 수명에 깊이 관여한다. 또 장에 유익한 균들이 많이 번식해 있으면 유해균들이 번식을 못한다. 유해균은 보통 알칼리성 상태에서 증식하는데 유산균이 대장 내에서 유산이라는 산성물질을 만들어내 장속 pH 농도를 낮춰 유해균의 증식을 막기 때문이다. 유익한 장내 세균들이 많아지면 2차 생성물질들로 장속 환경이 바뀌어 면역력 또한 커진다. 특히 장내 세균의 작용으로 만들어지는 대사물질인 '단쇄지방산'은 우리의 건강에 큰 영향을 준다.

현대인들의 식생활에서 부족해지기 쉬운 것이 장내 유익균이다. 부족한 유익균은 유산균 제재(프로바이오틱스)로 보충하는 것도 장 건강에 큰 도움이 된다. 단, 몸속 소화효소로 인해 위와 소장에서는 균들이 생존하기 어렵기 때문에 살아있는 유산균 상태로 장까지 도달하는 제품을 선택해야 효과가 있다. 만성질환자, 항생제를 장기 복용하고 있거나, 질병과 투병하는 환자는 반드시 유산균 제재를 섭취를 하는 것을 권장한다.

또한 장 활동이 원활하도록 복부를 따뜻하게 하는 것도 중요하다. 장 건강을 지키는 것만으로도 우리 몸의 면역력이 좋아지고 건강한 생활을 할 수 있다.

단쇄지방산이 면역력을 높인다

대장은 변을 만들고 장내 세균의 활동으로 유해물질을 분해하거나 배설을 하는 등 여러 가지 작용을 한다. 이에 더해 최근에 밝혀진 매우 중요한 작용이 있다. 바로 '단쇄지방산'이라는 유기산의 작용이다. 단쇄지방산은 장 내부가 '발효' 상태일 때 생겨난다. 장의 발효 상태란 질 좋은 탄수화물(올리고당, 전분, 식이섬유)을 적정량 먹었을 때 일어나는 현상으로, 장내 환경이 매우 좋은 상태를 뜻한다.

단쇄지방산은 아세트산(acetic acid), 프로피온산(propionic acid), 부티르산(butyric acid)이라는 탄소 수 6개 이하의 유기산으로 포화지방산에 속한다. 이들은 수용성 식이섬유나 전분 같은 당질의 발효로 생기는 물질인데, 단쇄지방산을 만드는 주체가 바로 장내 세균의 유익균이다. 이들 유기산은 면역력을 높이고 건강을 유지하고 향상시키는 대단히 중요한 역할을 한다.

발효로 생긴 단쇄지방산의 95%는 대장 점막으로 흡수돼 모든 소화관과 전신에 있는 장기의 점막 상피세포를 형성하고 증식을 책임진다. 대장 점막 등은 단쇄지방산이 에너지원이다. 단쇄지방산이 없으면 대장벽을 유지할 수 없고, 부족하면 점막에 틈이 생겨 세균이 몸속으로 침입하기 쉬워진다.

단쇄지방산에는 점액을 분비시키는 작용까지 있어서 부족하면 위액이나 장액, 췌장액, 담즙이 제대로 분비되지 않는다. 위는 위 점액이 없으면 위벽에서 나오는 강력한 염산(위산)에 금세 구멍이 뚫려버린다. 침이나 눈물, 콧물 같은 체액도 단쇄지방산이 만든다.

단쇄지방산의 작업은 여기에서 그치지 않고 세포 내 미토콘드리아에도 작용해 에너지의 활성화를 촉진한다. 또 장의 pH를 내려서 약산성으로 만듦으로써 살균력을 높이기도 한다. 단쇄지방산 가운데 부티르산은 암의 아포토시스(세포 자살)에도 관여하는 등 항암 효과까지 있다.

반추동물을 연구하다 발견한 단쇄지방산

단쇄지방산의 놀라운 효과는 수의대학 연구자들의 노력 덕분에 밝혀졌다. 관련 연구는 1940년대에 시작되었다. 당시에는 소 등의 반추동물이 대상이었는데, 소나 말이 풀만 먹고사는데도 어떻게 강인한 근육을 만들고 차돌박이의 지방이 생길까라는 연구자들의 소박한 의문에서 시작되었다.

1개의 위에 4개의 방이 있는 소의 경우, 제1위를 중심으로 발효를 반복하는 동안 풀에서 대량으로 추출된 아미노산을 흡수해서 근육을 만든다. 이 같은 발효 과정에서 발생한 유기산(단쇄지방산)이 위벽에서 흡수돼 소고기의 차돌박이가 생긴다는 사실이 밝혀졌다. 반추동물의 위 속에 있는 세균이 단쇄지방산을 만드는 데 커다란 역할을 하고 있었던 것이다. 2000년 무렵에 이러한 사실이 해명되었으니, 연구를 시작한 지 60년 만에 얻은 결과였다.

소 같은 반추동물은 위에 있는 세균이 단쇄지방산을 만들지만, 인간은 장내 세균이 단쇄지방산을 만든다. 인간을 대상으로 한 연구는 1970년대에 있었는데, 채식주의자에게도 강한 근육이 생기는 현상을 보고서 시작되었다. 파푸아뉴기니인이 대표적이다. 그들은 타로토란 중심의 채식 곡물형 식생활을 하기 때문에 단백질 섭취량이 하루에 10g 이하로 매우 적다. 그런데도 전신이 다부진 근육으로 덮여 있는 것은 식이섬유와 효소를 충분히 먹어 단쇄지방산이 많아진 덕분이었다. 소와 말에서 시작된 단쇄지방산 연구는 이 같은 과정을 거쳐 인체의 건강 유지에 중대한 역할을 한다는 사실이 밝혀진 것이다.

단쇄지방산을 늘리는 제일 좋은 식품은 미역 · 다시마 같은 해조류이다. 사과와 바나나 등 잘 읽은 과일에 함유된 수용성 식이섬유도 단쇄지방산을 늘린다. 곡류 · 콩 · 버섯류에 있는 불용성 식이섬유, 우메보시(매실을 소금에 절인 것) · 피클 · 염교초절임 등의 각종 절임 식품, 흑초 · 식초 · 김치 등의 발효식품도 좋다. 이들 식품은 혈액을 깨끗하게 하는 효과도 있다.

우리는 장을 오염시키는 독을 먹고 산다

앞에서도 말했지만, 장을 설명할 때 나무에 비유하면 이해하기가 매우 쉽다. 나무에는 뿌리가 있고, 뿌리에는 영양을 흡수하는 세포가 있다. 나무는 뿌리가 없으면 생명을 유지하는 영양과 에너지를 흡수하지 못한다. 우리 몸에서 뿌리에 해당하는 부분이 장의 장융모(腸絨毛)다. 여기에 영양을 흡수하는 세포가 있다.

나무의 토양은 우리 몸에서는 장의 내용물에 해당한다. 우리가 입으로 삼켜서 위와 장에서 소화한 영양소다. 토양이 부패하고 오염되면 나무는 얼마 못 가서 말라 죽는다. 우리 몸도 마찬가지로, 올바른 영양을 섭취하지 않으면 결국 병들고 만다.

장을 부패시키는 독들

문명이 발달한 현대사회에서는 자기도 모르는 사이에 '독'을 먹게 된다. 가장 대표적인 독은 가공식품에 들어 있는 식품첨가물이다. 채소와 과일 등에 묻은 잔류농약도 마찬가지다. 필요 이상으로 섭취한 동물성 단백질, 당지수가 높은 식품, 백설탕(자당)의 과잉 섭취도 독이다.

독은 장내 환경을 부패시킨다. 특히 백설탕은 소화효소를 낭비하는 강력한 효소 저해 물질이기도 하다. 백설탕은 포도당과 과당이 결합한 이당류인데, 이 두 단당은 분자가 일단 달라붙으면 단단하게 결합하기 때문에 효소나 위산으로도 좀처럼 끊지 못한다. 소화되지 않은 채 장에 남은 백설탕은 유해균이나 곰팡이(진균)의 영양분으로 쓰여 장내 환경을 악화시킨다. 또 백설탕은 제조 과정에서 불순물을 제거하는 작업과 표백 작업을 거치는데, 이때 사용되는 화학약품의 영향으로 천연 영양 성분도 함께 제거되고 만다. '영양 제로(0)'의 상태가 되는 것이다.

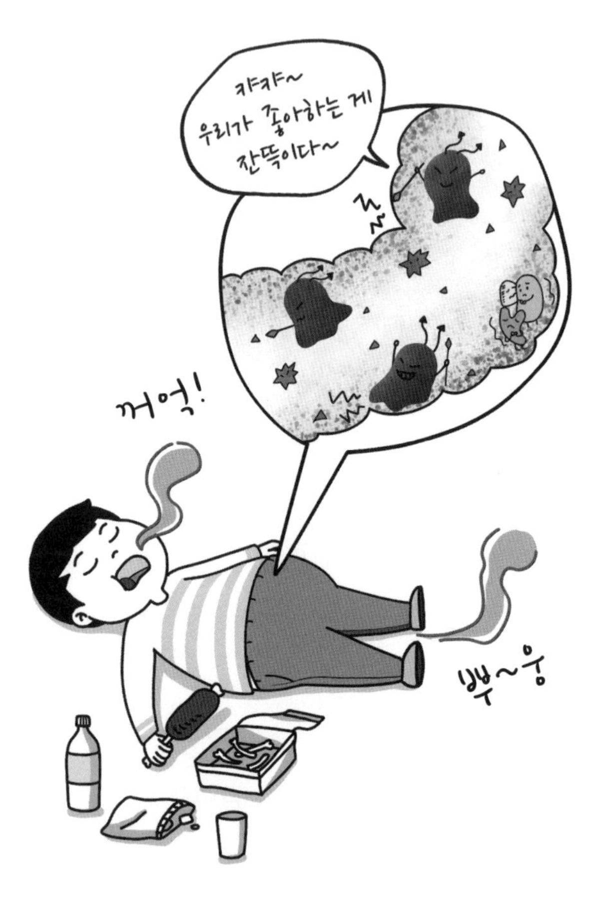

식품첨가물, 잔류농약, 동물성 단백질, 당지수가 높은 식품, 백설탕의
과잉 섭취는 장내 환경을 부패시킨다.

활성산소를 발생시키는 산화한 식품도 지독한 독이다. 시간이 지난 튀김이나 오래된 건어물 등이 그렇다. 산화한 식품을 먹는 것은 활성산소를 먹는 것과 같다. 체내에서 발생한 활성산소는 세포를 손상시킨 뒤에 마치 도미노처럼 몸의 조직을 파괴함으로써 암이나 심근경색, 뇌졸중 같은 다양한 질병을 유발한다.

트랜스지방산도 독이다. 천연 식물기름에는 거의 들어 있지 않은 지방산인데, 액상의 불포화지방산에 수소를 첨가해서 굳히는 과정에서 생긴다. 마가린이나 쇼트닝, 팻 스프레드(fat spread) 등에 함유되어 있으며 햄버거나 프라이드치킨 같은 패스트푸드, 비스킷이나 스낵, 식빵 등을 만들 때 쓰인다. 트랜스지방산은 실로 광범위하게 쓰이고 있어서 현대의 식생활에서는 피하기가 어려울 정도다.

리놀레산은 '적정량'을 초과하면 독으로 돌변한다

트랜스지방산뿐만 아니라 리놀레산도 장을 더럽히는 나쁜 기름이다. 리놀레산은 불포화지방산인 오메가-6지방산의 하나로, 인간의 몸에서는 만들지 못하는 필수 지방산이다. 얼마 전까지만 해도 몸에 좋은 기름으로 알려졌었다. 단, 적당량을 섭취했을 경우다. 분명 적당량을 먹으면 몸에 좋은 기름이지만, 과다 섭취하면 몸에 염증을 일으키기도 하고 혈소판 응집이나 혈관 왜소화 같은 작용을 일으켜 결국 뇌졸중·심장병·암의 원인이 되고, 알레르기 같은 면역계 질병에 커다란 영향을 준다.

안타까운 점은 현재 우리가 먹는 식품 대부분에 리놀레산이 들어 있다는 것이다. 튀기거나 볶거나 하는 각종 기름을 시작으로 포테이토칩 같은 스낵, 마가린, 마요네즈, 드레싱, 인스턴트라면, 케이크, 빵, 아이스크림은 물론이고 콩과 보리, 쌀 등에도 들어 있으니 자기도 모르는 사이에 적정량을 초과하기 일쑤다. 필요량의 10배나 섭취하고 있다는 데이터도 있을 정도다.

리놀레산의 섭취량을 줄이기 위해서는 국가의 영양 정책이 급선무겠지만, 각자가 스스로 이들 식품을 멀리 하려는 노력도 해야 한다. 예를 들면, 식품 성분표시 라벨에 '식물성 유지'나 '식물성 식용유'가 있으면 트랜스지방산이나 리놀레산이 들어 있다고 보고 그런 식품을 피하는 것이다.

건강법에는 좋은 음식을 먹는 방법도 있지만, 나쁜 음식을 멀리하는 태도도 중요하다. 이러한 태도가 오히려 건강을 지키는 지름길일 수 있다. 넓은 의미에서 이 또한 독소 배출의 한 방법이다.

소화불량을 조심하고 배변량을 늘려라

우리 몸이 필요로 하는 영양소 중에서 가장 중요한 영양소는 탄수화물, 단백질, 지방이다. 이 3대 영양소를 소장에서 흡수할 수 있는 크기로 분해하는 작업이 '소화'다. 이 외의 영양소인 비타민, 미네랄, 식이효소는 매우 작아서 분해 작업을 하지 않아도 체내로 흡수될 수 있다. 단, 식이섬유는 체내로 흡수되지 않기 때문에 소화 작업과는 무관하다.

식사를 통해 섭취한 3대 영양소를 분리하는 작업은 엄청난 중노동이다. 그런 소화 작업을 체내 효소가 맡는다. 소화 작업을 할 때는 1만 개의 구슬을 꿰어 만든 목걸이를 구슬

하나만 남을 때까지 분해해야 하는데, 간혹 이 작업이 제대로 진행되지 않아 10개나 20개씩 붙은 채로 대장까지 갈 때가 있다. 이것이 소화불량이며, '소화가 완전하지 않은' 이 상태가 다양한 폐해를 일으킨다.

소화불량은 만병의 근원이다

소화불량 하면 으레 속쓰림이나 트림, 구역질처럼 불쾌한 증상만을 연상하는데, 절대로 거기서 끝나지 않는다. 소화불량이 생기면 대장 내에서 부패나 이상 발효, 산패(지방의 산화)가 일어난다. 부패는 단백질의 과다 섭취, 이상 발효는 탄수화물의 과다 섭취, 산패는 지방의 과다 섭취 때문에 일어나는 현상이다.

게다가 채 소화되지 못한 식품의 잔류물은 장에서 유해균(부패균)의 먹이가 된다. 그 영향으로 장내 유해균이 대량으로 늘어나고 유익균이 극단적으로 감소하면서 장내 세균의 균형이 무너진다. 그 결과 유해물질이 만연하고, 그 일부는 대장벽으로 흡수된다.

특히 문제가 되는 영양소가 단백질이다. 유해균은 과잉 아미노산이나 소화되지 않은 단백질을 분해해서 아미노산

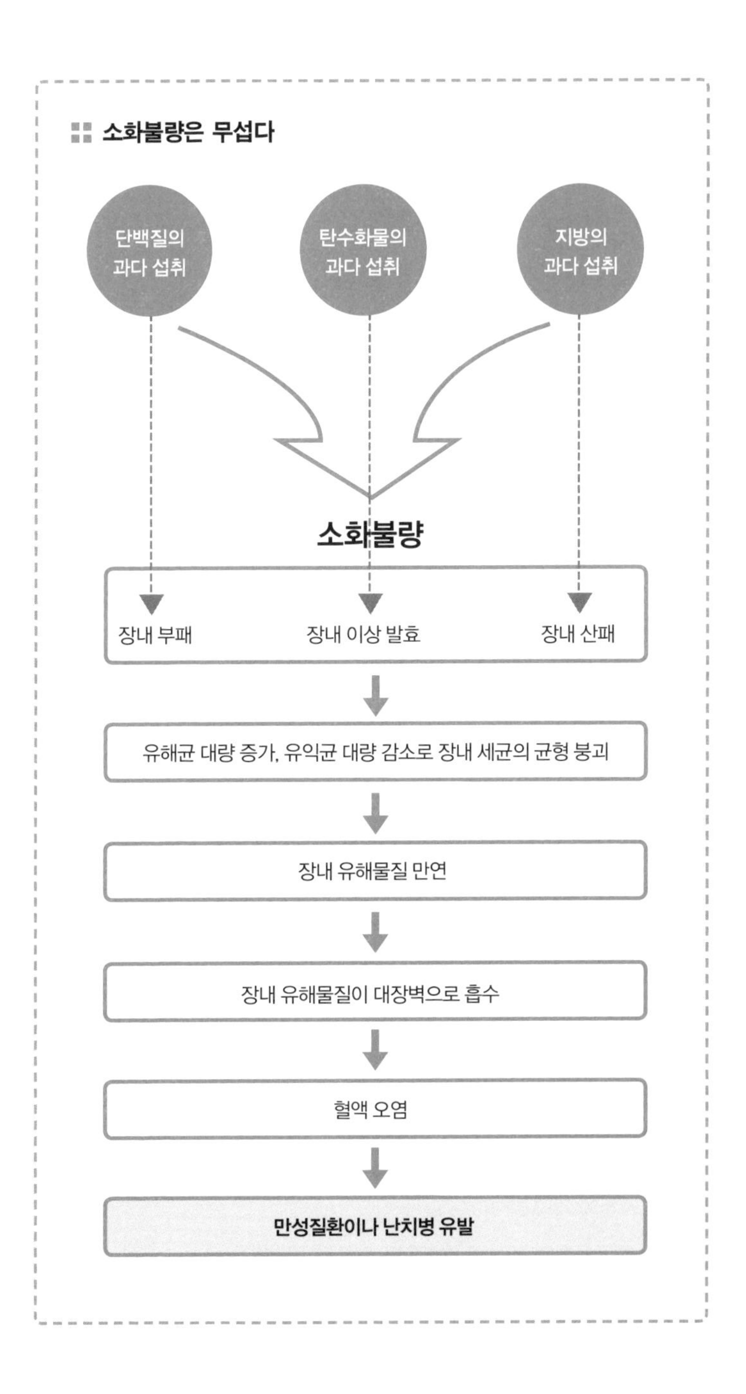
소화불량은 무섭다
단백질의
과다 섭취
탄수화물의
과다 섭취
지방의
과다 섭취
소화불량
장내 부패
장내 이상 발효
장내 산패
유해균 대량 증가, 유익균 대량 감소로 장내 세균의 균형 붕괴
장내 유해물질 만연
장내 유해물질이 대장벽으로 흡수
혈액 오염
만성질환이나 난치병 유발

대사 산물인 '질소 잔류물'을 만들어내는데, 이 물질은 온갖 질병의 원인이 될 정도로 굉장히 해롭다. 스카톨, 인돌, 아민, 페놀(phenol), 황화수소(hydrogen sulfide), 암모니아(ammonia) 등의 질소 잔류물은 더욱 강력한 발암물질인 나이트로소아민(nitrosoamine)도 만들어낸다. 이 물질들은 혈액을 오염시킴으로써 만성질환이나 난치병을 유발하는 근원이 된다.

소화불량을 일으키는 10가지 원인

1. 가열식만 먹고 생식이 극단적으로 적은 식생활
2. 밤 늦게 식사를 하거나 식후에 바로 잠자리에 드는 습관(만성적인 수면 부족의 원인)
3. 매 끼니마다 과식하는 습관
4. 아침에 밥이나 빵, 달걀이나 햄 등 가열한 고형물을 섭취하는 습관
5. 고기, 생선, 달걀, 우유 같은 동물성 식품이나 식이섬유가 적은 식품을 과다 섭취하는 습관
6. 백설탕(자당)이 들어간 과자류(양과자, 화과자, 스낵, 아이스크림, 초콜릿 등)를 과다 섭취하는 습관
7. 장기간의 화학약제를 복용
8. 콩 등의 큰 씨앗을 날로 먹는 습관
9. 산화한 유지나 트랜스지방산을 사용한 식품을 섭취하고 기타 지방을 과다 섭취하는 습관
10. 알코올류의 과잉 섭취와 흡연, 스트레스가 많은 생활

이러한 현상은 대장에서 끝나지 않고 소장과 위에도 악영향을 미친다. 소장에서는 영양을 흡수하는 장융모에 염증을 일으켜 장누수증후군(LGS)을 유발한다. 게다가 유해균이 분비하는 알칼리성 물질이 장의 점막을 녹여서 마치 테니스 라켓의 줄이 늘어져서 망이 벌어진 것 같은 상태가 되어버린다. 그 탓에 평상시라면 흡수가 절대 불가능한 커다란 분자가 혈액 속으로 침투하고 만다. 그래서 일어나는 질환이 천식, 꽃가루알레르기, 아토피 같은 알레르기다. 또 류머티즘 등의 아교질병 · 크론병 · 궤양성 대장염 등도 발증하며, 다수의 신경 질환도 유발한다. 위에서는 헬리코박터 파일로리균 같은 유해균이 늘어나 위염, 위궤양, 위암의 위험성이 증가한다. 소화불량은 이렇게나 무섭다.

6부 식사를 해야 하는 이유

소화불량을 일으키지 않으려면 우선 소식하는 습관을 들여야 한다. '배를 8부(80%)만 채우면 의사가 필요 없다'와 같은 속담이 있듯이 선조들은 예부터 과식이 얼마나 건강을 해치는지를 경고해왔다. 나는 8부가 아닌 '6부(60%) 식사'를 권하는데, 그 이유는 '8부 식사'를 처음 제안한 에도시대

(1603~1867년) 초기와 지금은 식사 내용이 다르기 때문이다. '국 한 그릇과 나물 한 종류' 혹은 '국 한 그릇과 나물 두 종류'였던 당시의 식탁과 비교하면 지금은 고단백 · 고칼로리식 위주라 '7부(70%) 식사'도 많아 보일 정도다.

그래서 나는 배를 60%만 채우는 '6부 식사'가 좋다고 생각한다. 남녀노소가 다르고 각자 하는 일도 다르기 때문에 일괄적으로 말하기는 어렵지만, 하루에 필요한 섭취 칼로리는 1250~1650kcal 정도면 충분하다. 이를 우리가 평소 먹는 양으로 환산하면 배를 6부 정도 채우는 양이다.

인간에게는 하루 2끼만 먹는 식습관이 사리에 맞다고 본다. 인류는 탄생한 이래로 몇 만년 동안이나 배고픔과 등을 맞대고 살아왔다. 뒤집어 말하면, 인간은 포식하며 살도록 만들어지지 않았다는 뜻이다. 이 사실은 과학적으로도 증명되었다. 우리 몸에서 혈당치를 올리는 호르몬은 글루카곤(glucagon)과 아드레날린(adrenaline), 당질코르티코이드(glucocorticoid), 성장호르몬 등 몇 종류나 되지만 혈당치를 내리는 호르몬은 인슐린 하나뿐이다. 기아에 대비해 에너지를 확보하는 장치는 몇 겹이나 준비되어 있지만, 포식에 대해서는 겨우 한 종류밖에 준비되어 있지 않다.

아침은 '배설의 시간대'다. 땀, 소변, 변을 통해 몸에 축적된 독소와 노폐물을 배출해서 몸을 정화하는 시간대다. 그

시간에 고형물 위주의 식사를 하면 소화에 시간이 걸리고 몸이 부담을 느낀다. 아침은 굳이 먹지 않아도 되지만 먹더라도 소화가 잘되고 피를 깨끗하게 정화하는 작용을 하는 생채소나 생과일을 먹는 게 좋다.

배변 색과 배변량으로 면역력과 건강을 체크한다

굳이 건강진단을 하지 않고도 현재의 면역 상태를 측정할 수 있다. 변을 통해서다! 가장 먼저 색깔을 봐야 한다. 좋은 변은 황색에 가까운 색을 띤다. 변의 색은 담즙 속에 있는 빌리루빈(bilirubin)이 대장에서 어떤 화학변화를 일으켰는가에 따라 달라진다. 빌리루빈은 담즙 색소를 이루는 등황색(橙黃色) 또는 붉은 갈색의 물질로, 노화된 적혈구가 붕괴될 때 헤모글로빈이 분해되어 생긴다. 변의 산도에 따라 빌리루빈의 색이 변해서 산성에서는 황색을 띤 오렌지색이, 알칼리성에서는 거무스름한 다갈색이 된다. 장속에 비피더스균이나 유산균 같은 유익균이 많으면 장 내부는 약산성을 띤다. 그래서 건강한 변은 황색에 가깝다. 반대로 유해균이 늘어나면 장속은 알칼리성이 되기 때문에 변은 거무스름한 색을 띤다.

변으로 장 면역력을 체크한다

● 변의 색깔 살피기

난
건강한 황색!

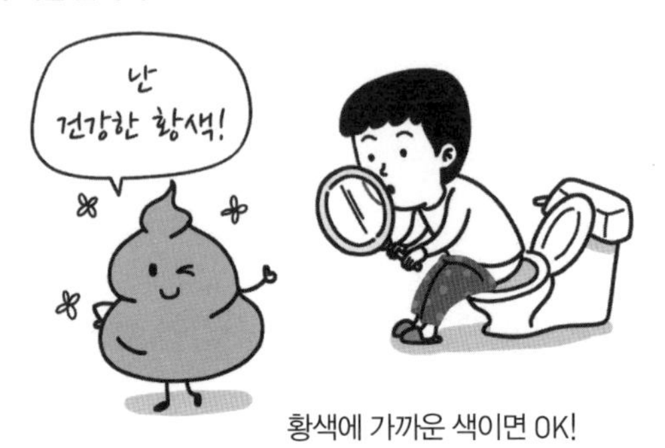

황색에 가까운 색이면 OK!

● 변의 상태 살피기

굵고 길고
가벼운 멋진 나!

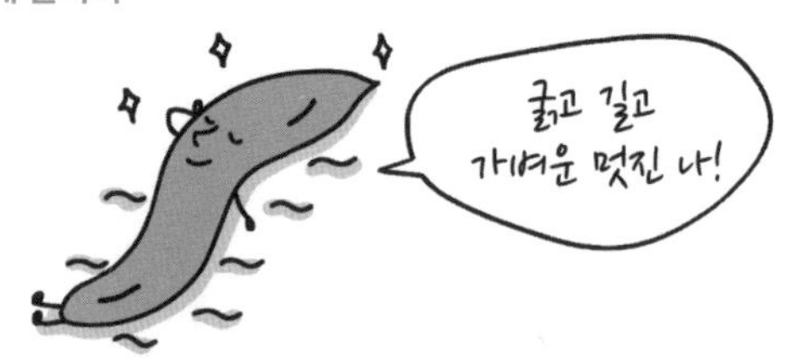

설사와 변비 중에서는 그나마 설사가 낫다!

● 배변량과 횟수 살피기

하루에 두세 번
정기적으로 가요.
W·C

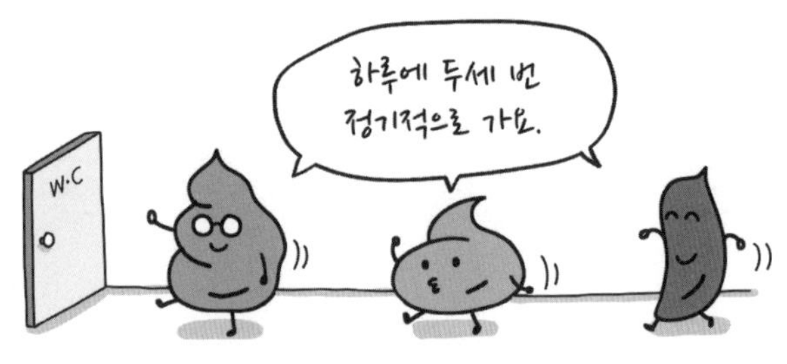

300~400g 정도의 양을 하루에 2~3회 보면 OK!

변의 상태로도 면역력 상태를 알 수 있다. 굵고 길며 물에 뜨는 변이 이상적이다. 설사나 변비, 둘 다 정상적인 상태는 아니라서 몸에는 좋지 않다. 그래도 어느 한쪽을 고르라면 설사가 그나마 낫다. 왜냐하면 설사는 일종의 독소 배출 현상으로 볼 수 있기 때문이다.

배변량이나 횟수도 중요하다. 배변은 1번에 보는 양은 적어도 괜찮으나 하루에 2~3번 보는 편이 좋다. 대장 내에서의 체류 시간이 길면 유해균이 번식하기 때문에 하루에 여러 번 정기적으로 배변을 하는 것이 바람직하다. 배변량은 300~400g 정도는 돼야 바람직하다.

배변량의 감소는 장내 세균의 감소를 의미한다. 수분을 제외한 변의 절반은 장내 세균과 그 사체다. 일부러라도 식이섬유가 많은 식품을 먹어야 한다. 식이섬유는 장내 세균의 먹이로 쓰이며, 첨가물이나 독소 등을 흡착해 배출한다. 배변량을 증가시키는 식사가 미용과 건강으로 가는 지름길이라는 사실을 안다면 지금까지와는 또 다른 각오를 다질 수 있을 것이다.

PART 2

장 해독이 **최상의 건강법이다**

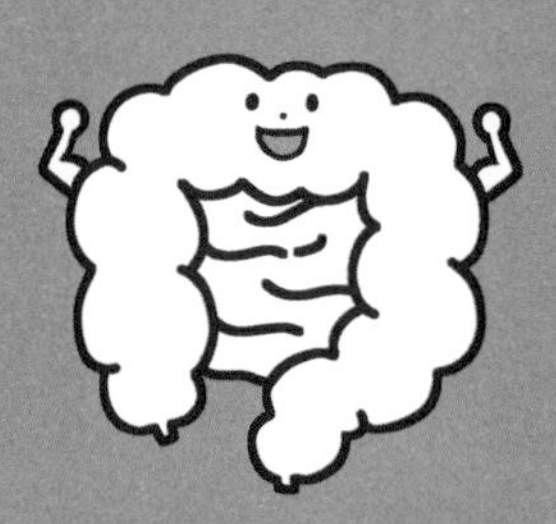

장에 식품첨가물, 잔류농약, 중금속 등의 독소가 머무는 시간이 길어져 장이 부패되면 노화는 물론 암, 당뇨병, 심장병 등 온갖 질병에 걸릴 수 있다. 따라서 장이 부패하지 않도록 해독이 필요하다. 장 해독을 위해서는 독소와 중금속 등 유해물질을 흡착해 배출하는 식이섬유와 장내 유해균 증식을 막는 유산균, 해독을 돕는 식품들을 충분히 섭취해야 한다. 장속 유해물질을 몸밖으로 배출시키는 장 해독이 건강을 지키는 핵심이다.

음식 속에는 영양소만 있는 게 아니다

우리는 왜 음식을 먹을까?

"정답 따위가 있을 리 있나, 먹고 싶으니까 먹는 거지"라고 단정하는 사람도 있겠지만, 답은 있다. 바로 '에너지를 얻어 활동하기 위해서'다. 섭취한 영양을 에너지로 변환해 활동하는 데 쓰는 것은 번식을 통한 종족 보존을 위해 인류가 수십만 년간 지속해온 생명활동이다.

아득히 먼 옛날에 인류는 필요한 먹을거리 외에는 입에 대지 않았고 영양을 넘치게 섭취하지도 않았다. 하지만 도구를 발명하고 불을 자유로이 다루게 되면서 고기와 채소는 물론이고 어패류, 곡류, 해조류, 버섯까지 먹을 수 있는 것은 다 먹고 있다. 인간만큼 탐욕스러운 잡식동물은 지구상에 또 없으리라.

그렇게 얻은 영양이 인류를 진보시켜왔다는 점은 틀림없는 사실이지만 인류의 문명과 함께 먹을거리가 진보하면서 질병 또한 서서히 늘어났다. 그 예로 현대 일본을 들여다보자.

일본은 천 년, 이천 년 동안 거의 변하지 않았던 먹을거리와 식습관이 1945년 제2차 세계대전 종전을 기점으로 빠르게 변해왔다. 서양문화의 유입과 경제 부흥이 한몫을 했다. 가장 대표적인 변화가 고기 섭취량의 증가다. 1970년대 초에는 햄버거, 프라이드치킨, 피자, 아이스크림 등의 패스트푸드 체인점이 일본 안으로 밀려들어오면서 식습관 변화에 가속도가 붙기 시작했다.

같은 무렵 미국에서는 심장병, 암, 뇌경색, 당뇨병 같은 생활습관병이 급증해 국민의료비가 국가재정을 압박하고 있었다. 미국 정부는 국민건강을 개선하기 위해 '먹을거리 문제의 조사 연구'에 뛰어들었고, 1977년에 〈맥거번 리포트(McGovern report)〉라는 5000쪽 분량의 방대한 리포트를 낳았다. 〈맥거번 리포트〉의 결론은 '암, 심장병 같은 만성질환은 육식 중심의 잘못된 식생활이 낳은 식원병(食原病)이므로

약으로는 낫지 않는다. 질병에서 벗어나려면 당장 식생활을 개선해야 한다'였다. 이 리포트를 계기로 미국의 건강 정책은 크게 바뀌었다.

우리가 매일 먹는 식품첨가물

암, 당뇨병이라는 2대 국민병을 필두로 현재 일본 내 질병의 참상은 아주 심각하다. 그 근본 원인은 먹을거리를 둘러싼 환경의 변화에 있다.

가장 큰 변화는 '대량 생산'이다. 자연에서는 불가능할 정도로 먹을거리가 대량 생산되고 있다. 문제는 대량 생산을 지탱하는 주축이 가공과 보존을 위해 쓰이는 '식품첨가물'과 채소와 과일의 재배에 사용되는 '농약'이라는 점이다. 이 물질들은 체내 효소를 대량으로 낭비시키는 주범이자 우리 몸에 독으로 작용한다.

식품첨가물은 가공식품을 만들 때 넣는 감미료, 조미료, 착색료, 보존료, 산화 방지제, 표백제 등을 말한다. 주로 싼 재료의 성질을 개량하거나 보강해서 색채와 향, 맛을 조절하는 용도로 쓰인다. 현재 사용이 허가된 첨가물은 800여 종이나 된다. 그중에는 식중독의 위험성 때문에 부패 방지

목적으로 꼭 넣어야만 하는 첨가물도 있지만 발암의 위험성이 우려되는 것도 많다.

예를 들어 햄과 소시지 같은 축산물 가공식품, 어묵 등의 수산물 가공식품 등에 쓰이는 착색료 중에 '꼭두서니 색소'가 있다. 이 색소는 2004년에 발암성을 이유로 사용이 금지되었지만 그전까지는 줄곧 안전한 줄 알고 사용해왔다. 사용 금지 이전에 식품을 통해 꼭두서니 색소를 섭취한 사람들은 어쩌란 말인가! 상상만으로도 무섭다. 동물 실험으로 안전성이 검증된 첨가물 역시 과잉 사용으로 우리의 건강을 좀먹고 있다는 데는 의심의 여지가 없다.

현재 시판되는 식품 중에는 첨가물이 들어가지 않은 식품을 찾기가 힘들다. 식탁에 올라오는 음식은 식품이 아닌 첨가물이라 해도 무리가 없을 정도다. 요주의 첨가물을 보면, 항곰팡이제인 오르토페닐 페놀과 디페놀, 발색제인 아질산나트륨과 질산나트륨, 표백제인 아황산나트륨과 차아황산나트륨, 보존료인 소르빈산과 벤조산나트륨, 착색료인 타르 색소, 산화 방지제인 에리소르빈산나트륨, 보수성 증강제인 폴리인산나트륨, 조미료인 5'-구아닐산이나트륨, 이스트 푸드인 브로민산칼륨 등이 있다(80~81쪽 도표 참조). 상품의 성분 표시 라벨을 잘 살펴서 이 성분들이 들어 있는 식품에는 손을 대지 않는 편이 현명하다.

꿀벌이 사라질 만큼 독한 농약의 독성

먹을거리 환경의 변화 중 그다음으로 주목할 것은 '농약'이다. 농약과 관련해서는, 1962년에 미국에서 출판된 레이첼 카슨의 《침묵의 봄(Silent Spring)》을 통해 위험성이 알려졌다. 레이첼 카슨은 DDT, BHC, 디엘드린(dieldrin) 등 유기염소계 농약이 얼마나 위험한지를 알리면서 "이들 농약이 새소리도, 꿀벌의 날갯짓 소리도 들리지 않는 침묵의 봄을 만든다"고 경고했다.

이를 계기로 잔류성이 높은 유기염소계 농약이 환경오염과 먹이연쇄에 의한 생물 농축(생물에 축적되기 쉬운 물질이 상위 포식자에 집중되는 현상. 최종 포식자는 인간)을 유발한다는 사실과 그에 따른 만성 독성의 문제점 등이 전 세계에 알려지면서 세계 각국에서는 유기염소계 농약의 사용을 규제하기 시작했다. 일본 역시 1970년대에 유기염소계 농약의 사용을 금지했다.

그후에 저독성(低毒性) 유기인계 농약이 보급되었는데, 이 역시 신경 독성이 지적되었다. 그래서 개발된 것이 네오니코티노이드(neonicotinoid)계 농약이다. 니코티노이드란 담뱃잎에 함유된 알칼로이드(alkaloid)를 가리키는데, 인간 등의 포유류에게는 비교적 독성이 낮다고 해서 주목을 모으더니 눈 깜짝할 사이에 세계에서 가장 많이 사용되기에 이르렀다. 하지만 네오니코티노이드 역시 엄청난 독성물질이었다. 특히 꿀벌에게 큰 타격을 주었다.

꿀벌이 2005년에 일본 이와테현(岩手)에서는 원인 불명으로 대량 실종되는 '벌집군집붕괴현상(CCD)'이 출현하여 무려 꿀벌의 80%가 죽었다. 꿀벌이 전멸하는 피해는 홋카이도(北海道), 가나가와(神奈川), 나가사키(長崎) 등 전국으로 퍼졌다. 피해를 입은 양봉가의 말이 당시의 절박한 상황을 단적으로 드러낸다.

"지금까지의 농약이 수류탄이었다면, 이번에 새로 나온 농약은 핵폭탄이다."

한마디로 네오니코티노이드는 생물의 신경회로를 차단하는 신경독이다. 이 농약의 영향으로 꿀벌은 방향감각과 운동감각을 잃고 뇌가 손상돼 죽었다. 네오니코티노이드가 꿀벌의 귀소 본능을 교란했기 때문이다. 지금까지의 농약은 살포한 곳에서 100m 이내로만 접근하지 않으면 안전했지만 네오니코티노이드는 색도 냄새도 없이 마치 보이지 않는 안개처럼 퍼져나가 반경 4km 이상을 오염시켰다.

위험성은 또 있었다. 네오니코티노이드는 수용성이기 때

■ 요주의 식품첨가물

종류	이름	특징
항곰팡이제	오르토페닐 페놀 (orthophenyl phenol)	약칭 OPP. 주로 감귤류의 '수확 후 농약 처리(post-harvest)' 과정에 사용되며 비페닐(biphenyl), 티아벤다졸(thiabendazole, TBZ)과 함께 쓰인다.
발색제	아질산나트륨 (sodium nitrite)	햄, 소시지 등 식육 가공품의 고기의 발색제로 사용한다. 식품의 색을 선홍빛으로 유지해주고 미생물 번식을 억제하며 맛도 부드럽게 해주지만, 강력한 발암물질로 알려져 있다.
	질산나트륨 (sodium nitrate)	나트륨 이온과 질산 이온의 결합으로 형성된 흰색의 결정이다. 천연 질산나트륨은 주로 비료로 쓰이며, 합성 질산나트륨은 유리의 소포제(消泡劑), 열 처리제, 화약의 제조, 녹는점 강하제, 식품의 발색제, 의약품의 합성 등으로 쓰인다. 아질산나트륨, 질산칼륨(KNO3)과 함께 소시지 · 햄 등의 육류 가공품의 발색제로도 사용된다. 많이 먹으면 구토, 발한, 호흡 곤란, 무기력 등을 유발한다.
표백제	아황산나트륨 (sodium sulfite)	탄산나트륨 또는 수산화나트륨을 물에 녹여서 이산화황과 중화시켜 얻는 무색의 결정 물질. 환원제, 염색 공업, 사진 현상 따위에 쓴다. 식품에서는 산화방지제, 표백제, 방부제로 쓰인다. 과량 섭취 시 복통, 두통, 점막 자극, 기관지염을 일으킬 수 있으며 천식 등의 알레르기 반응을 일으키기도 한다.
	차아황산나트륨 (sodium hydrosulfite)	식품 가공 과정에서 일반 색소와 발색성 물질을 무색의 화합물로 변화시키고 식품의 보존 중 일어나는 갈변, 착색 등의 변화를 억제하기 위하여 사용된다. 보존료, 항산화제, 갈변 방지제, 표백제 등으로 사용된다.
보존료	소르빈산 (sorbic acid)	치즈, 식육 가공품, 잼류 등에 보존료로 사용된다. 소르빈산 자체는 인체에 해가 없으나, 장내 유익균의 생육을 억제함으로써 장내 플로라를 교란하여 장기적으로 해를 끼친다.

종류	이름	특징
보존료	벤조산나트륨 (sodium benzoate)	안식향산나트륨. 탄산 및 비탄산음료, 잼, 마가린 등에 보존료로 사용된다. 비타민C와 혼합될 시 발암물질인 벤젠이 검출된다는 보고가 있으며, 퇴행성 질환과 노화를 촉진한다는 연구 결과도 있다.
착색료	타르 색소 (tar color)	석탄 타르(coal tar)에서 얻은 방향족 탄화수소를 원료로 합성에 의하여 제조되는 대표적인 착색료다. 독성이 강한 것들이 많으며, 수용성 산성 타르계 색소는 현재 식품에 일부 사용이 허용되고 있다. 한국에서는 식용 색소 적색 제2호 · 제3호 · 제40호 · 제102호, 식용 색소 황색 제4호 · 제5호, 식용 색소 녹색 제3호, 식용 색소 청색 제1호 · 제2호 등 9품목만이 사용 가능하다. 과다 섭취 시 알레르기와 천식 등을 일으키며, 최근에는 암 유발 가능성도 제기되었다.
산화 방지제	에리소르빈산나트륨 (sodium erythorbate)	식품이 변질되는 것을 방지하기 위하여 산화방지제로 사용된다. 또 채소류 및 과일류의 향미 유지 및 갈변 방지, 맥주의 혼탁 및 갈색화 방지, 육류 및 어류 등에 발색 보조제로 사용된다. 과다 섭취 시 염색체에 이상을 일으키거나 몸의 면역 기능을 떨어뜨린다.
보수성 증강제	폴리인산나트륨 (sodium polyphosphate)	무색 혹은 백색의 유리 모양의 덩어리거나 백색의 분말로 된 폴리인산염류 품질 개량제다. 햄 · 소시지 등 육류 제품의 보수성 증강제, 치즈 등 유제품의 용융 분산제로 사용한다. 동물 실험 결과 신장결석의 원인이 될 수 있다는 보고가 있다.
조미료	5'-구아닐산이나트륨 (disodium 5'-guanylate)	식품첨가제면서 글루탐산과 함께 사용된다. 정미료의 일종으로 핵산계 조미료다. 간장, 식초, 어육 연제품, 통조림 식품 등에 쓰인다.
이스트 푸드	브로민산칼륨 (potassium bromate. 취소산칼륨)	수산화칼륨 수용액에 브로민을 작용시켜 브로민화칼륨과 함께 얻는 흰색 결정 물질이다. 빵 등의 개량제로 쓰이나 동물 실험 결과 발암성이 있다고 보고되었다.

문에 토양을 깊이 오염시키고, 축적되면 식물 깊숙이 남는다. 당연히 식품의 영양가도 줄어들었다.

꿀벌의 집단 폐사는 꿀벌의 죽음만으로 끝나지 않고 생태계에 큰 변화를 가져오는 중대한 사건이다. 꿀벌은 꽃가루를 매개로 꿀을 모으는데, 그 과정에서 식물의 수분에 관여한다. 그러한 꿀벌이 집단 폐사를 했으니 농작물 생산에 큰 타격을 줄 수밖에 없다. 유엔식량농업기구(FAO)에 따르면, 전 세계 식량 작물 가운데 63%가 꿀벌의 꽃가루받이에 의해 열매를 맺는다. 특히 아몬드는 꿀벌 없이는 농사 자체가 불가능하고 사과와 블루베리도 꿀벌 의존도가 90%에 이른다. 꿀벌의 죽음은 곧 식물의 죽음을 의미한다.

꿀벌의 집단 폐사는 전 세계에서 관찰되고 있다. 미국에서는 전체의 4분의 1인 240억 마리 이상의 꿀벌이 홀연히 모습을 감췄다. 결국 미국은 네오니코티노이드의 사용을 대폭 줄였다. 프랑스의 최고재판소 역시 네오니코티노이드계 농약이 벌집군집붕괴현상(CCD)의 원인이라고 단정하고 판매 금지 판정을 내렸다. 덴마크, 독일, 이탈리아, 스웨덴, 스페인도 뒤를 따랐다. 그리고 마침내 2013년 5월, 유럽연합은 이 농약을 한시적으로(2013년 12월 1일~2015년 11월 30일) 전면 사용을 금지하기로 결정했다.

하지만 일본은 이 농약에 대해 아무런 조치도 취하지 않고 있다. 게다가 이 농약의 잔류 허용 기준이 관대하다. 이대로 가다가는 일본의 논과 밭에서는 개똥벌레도 메뚜기도 나비도 고추잠자리도 미꾸라지도 우렁이도 모두 사라질지 모른다. 걱정되는 점은 네오니코티노이드계 농약이 곤충뿐만 아니라 식물과 동물, 그리고 사람에게도 영향을 미칠 수 있다는 사실이다. 사람이든 곤충이든 신경계의 기본 구조는 같기 때문에 사람의 뇌에 미치는 영향, 특히 태아와 유아처럼 취약한 발달뇌에 미치는 영향이 우려된다.

일본은 진정한 농약대국으로, 전 세계 농약 생산량의 무려 32%가 살포되고 있다. 약 992m²(300평)당으로 계산하면 미국의 9배나 되는 양이다. 일본에서 나는 채소의 영양가는 지난 50년 동안 거의 반 이하로 줄었다. 84쪽의 표는 일본의 농업이 제2차 세계대전 이후에 농약을 얼마나 함부로 사용해왔는지를 알려준다.

농약의 대량 사용으로 토양도 황폐해졌다. 흙을 재생시키는 일 또한 농업에만 국한되지 않은, 앞으로 일본이 해결해야 할 커다란 과제다. 몇몇 기업에서 미생물을 이용해 토양을 되살리는 활동을 하고 있는데 앞으로의 농업, 넓게는 미래 일본의 모습을 떠올리면서 이 같은 운동을 확산시켜나가야 한다.

농약 사용으로 채소의 영양가가 급감하고 있다

영양소	채소	1950년	1963년	1980년	2005년
비타민C	시금치	150	100▼	65▼	35▼
	콜리플라워	80	50▼	65	81
	소송채	90	90	75▼	39▼
	쑥갓	50	50	21▼	19▼
철분	시금치	13.3	3.3▼	3.7	2.0▼
	부추	19.0	2.1▼	0.6▼	0.7▼
	쑥갓	9.0	3.5▼	1.0▼	1.7▼
	쪽파	17.0	1.2▼	0.5▼	0.4▼
칼슘	일본호박	44	44	17▼	20▼
	서양호박	56	56	24▼	15▼
	미나리	86	86	33▼	34▼
	산파	85	85	120	20▼

비타민 · 미네랄의 양과 효소의 양은 상관관계에 있다. 비타민 · 미네랄이 줄어들면 효소도 줄어든다는 뜻이다.

* 《일본 식품표준성분표》에서 인용
* 일본의 생산지 7개소의 평균치(100g당 함유량, 단위는 ㎎)

잔류농약 투성이 수입 농산물

중국을 비롯한 다른 나라에서 독으로 범벅이 된 식품이 자꾸자꾸 들어오는 것도 큰 문제다.

농약 문제의 연장선상에서 보면, 외국에서 수입되는 곡물·채소·과일에는 해충과 곰팡이가 생기는 것을 방지하기 위해 방부·방충제를 살포한다. 이를 '수확 후 농약 처리'라고 말한다. 그렇기에 수확 전에 농약이 살포되는 국산품에 비해 수입 농산물은 단위 자체가 다를 정도로 농약의 잔류량이 많다.

공교롭게도 2013년 현재 환태평양경제동반자협정(TPP) 문제로 시끄럽다. 만약 일본이 그 협정에 참가한다면 대량의 식료품이 외국에서 흘러들어올 것이 분명하다. 그러면 소비자는 상품의 가격이 하락해 경제적으로는 혜택을 보겠지만, 영양 섭취와 건강면에서도 과연 혜택을 볼지는 의문이다.

입에 단 음식이 몸에는 나쁘다

그렇다고 해서 이 모든 상황을 떨쳐내고 옛날로 돌아가는 일은 불가능하다. 오해를 무릅쓰고 말하면, 싸면서도 보기 좋고 안전하기까지 한 식품을 원하는 소비자들의 요구도 먹을거리 환경을 악화시키는 데 한몫을 한다.

맛 좋고 모양까지 보기 좋은 것을 원하는 까다로운 소비자의 입맛을 맞추려다 보니 생산자들은 보존료나 살균제를 비롯해 착색료·발색제를 쓰고, 기생충이나 병원균의 해를 방지하기 위해 농약을 뿌리고, 생산 효율을 높이기 위해 성장호르몬을 쓰고 있다. 소비자가 원하는 식품을 시장에 내놓으려면 화학물질의 양을 늘릴 수밖에 없는 것이다. 농약이나 첨가물, 유해물질을 사용하지 않은 순수 자연식품은 극히 일부 사람들 사이에서만 유통된다.

건강보다 입맛을 충족시키는 음식에 길들여진 것도 문제다. '인간은 왜 먹는가?'라는 질문에 "맛있는 음식을 먹는 즐거움을 느끼기 위해서"라고 답하는 사람들에게 맛있는 음식을 먹지 말라고 강요할 수는 없는 노릇이다. 미식은 살아 있는 기쁨을 안겨주는 중요한 요소 중 하나이기 때문이다. 다만 '입에 단 음식은 몸에 나쁘다'라는 명제가 사실임은 알고 있어야 한다.

맛있는 음식은 대개 기름지고 단백질이 많다. 고기를 구워 단백질이 변화한 이노신산(inosinic acid)은 최고의 감칠맛 성분이다. 생선회에서는 기름기가 많은 참치의 대뱃살이 가장 맛있다. 설탕이 듬뿍 들어간 달콤한 음식도 맛있다. 우유나 유제품도 맛이 좋다. 하지만 이들 식품을 많이 먹으면 반드시 몸이 해를 입는다. 소나 돼지 같은 동물의 고기는 일주일에 2~3회 정도 섭취하는 것이 적당하다. 비만아들이 좋아하는 피자, 햄버거, 만두, 돈가스, 치킨, 오므라이스, 카레라이스, 샌드위치, 라면, 스파게티, 달걀프라이 등은 소아생활습관병을 유발하기 쉬운 음식들이다. 하나같이 단백질이 많고 기름진 음식들로 우리 몸에 들어가면 혈액을 오염시켜 질병을 만든다.

이들을 모조리 식탁에서 추방할 수 없다면 대안을 생각해야 한다. 가장 좋은 대안은 참깨·고추 등의 향신료, 표고버섯 등의 버섯류, 현미 등의 곡류, 해조류, 콩류, 채소, 어패류, 감자를 골고루 섭취하는 것이다.

장 해독에는 식이섬유만한 것이 없다

우리가 매일같이 섭취하는 식품첨가물, 잔류농약은 몸속에서 독으로 작용해 결국 건강을 망친다. 그렇게 극단적인 상황을 맞지 않으려면 그 물질들을 배출하는 방법을 찾아야 한다.

디톡스(detox)는 풀이하면 '해독' 혹은 '정화'로, 체내의 유독물과 노폐물을 배출하는 작용을 말한다. 디톡스에서는 독소 흡착이 매우 중요하다. 장에서 식품첨가물 등의 유해 독소나 세균, 유해물질을 흡착해서 내다버리는 힘이 강하느냐 약하느냐가 인체를 건강하게 유지하느냐 질병에 걸리느냐를 결정짓는 갈림길이다.

독소를 흡착하는 식이섬유의 힘

독소 흡착에 가장 유용한 것이 '식이섬유'다. 쌀·감자류에 들어 있는 셀룰로오스, 사과·귤에 들어 있는 펙틴, 곤약에 들어 있는 글루코만난, 미역·다시마 같은 해조류에 함유된 알긴산·후코이단 등의 식이섬유는 인간의 장에서는 소화도 분해도 안 되기 때문에 한때 무용지물 취급을 받았다. 하지만 옛날 사람들은 이 성분들이 우리 몸에서 어떤 역할을 하는지를 알고 있었던 것 같다. 일본에는 '곤약이 장속의 모래를 씻어낸다'라는 말이 있는데 이는 디톡스, 즉 '해독'을 의미한다. 옛날 사람들은 과학적인 데이터가 없어도 경험으로 해독에 관해 알고 있었던 것이다.

우리가 섭취한 음식물도 독이 될 수 있다. 예를 들어 단백질은 위와 장에서 소화돼 아미노산의 형태로 체내에 흡수된다. 그러나 흡수되지 못한 단백질이나 아미노산은 장내 세균 중 유해균에 의해 아민, 암모니아, 황화수소, 페놀, 인돌 같은 부패 산물과 세균 독소, 발암물질로 변화한다. 이것들이 질소 잔류물이다.

질소 잔류물이 몸에 흡수되면 당장은 몸에 영향을 주지 않아도 서서히 간과 심장, 신장, 뇌 등에 부담을 주다가 마침내는 질병의 형태로 몸에 장애를 일으킨다. 이것이 고단백에 편중된 식사가 몸에 좋지 않다고 하는 이유다.

일례로 부패 산물인 암모니아는 원래 간에서 해독되어 요소(尿素)가 되는데, 간 기능이 저하되면 제대로 해독되지 않는다. 그러면 암모니아의 혈중 농도가 높아져서 뇌 장애를 일으키는 한 원인이 된다. 마찬가지로 부패 산물인 아민 역시 다양한 종류가 있으며, 미량으로도 인체에 유해한 작용을 한다. 이것이 '부패 현상 때문에 생기는 해악'이다.

식이섬유는 이처럼 장에서 생겨난 유해물질의 해악을 제거해준다. 다음의 4가지 작용을 통해서다.

- 소화물이 장을 빨리 통과하게 한다.
- 장벽을 자극해서 연동운동을 촉진, 배변을 유도한다.
- 유해물질을 희석한다: 식이섬유에는 수분을 비축하는 성질이 있는데, 수분으로 인해 장속 유해물질이 희석된다.
- 유해물질을 흡착해서 체외로 배출한다: 장속에 남아도는 콜레스테롤, 지방, 당, 음식물의 잔류농약, 다이옥신 등 발암성이 있는 합성 화학물질, 질소 잔류물 등을 끌어안고서 변과 함께 배출된다.

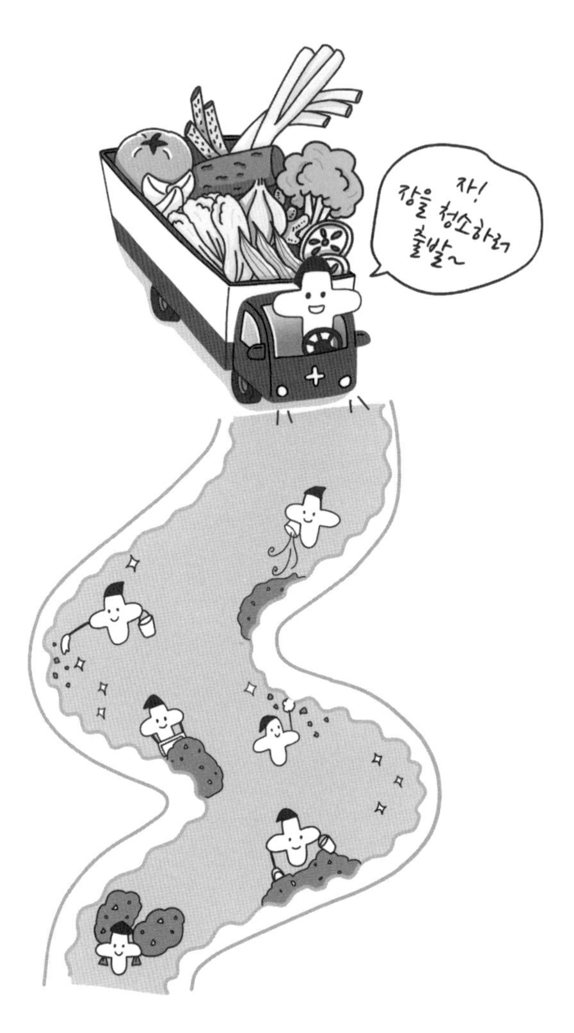

식이섬유는 장속 유해물질을 흡착해
체외로 배출한다.

생식 60%, 가열식 40%가 이상적인 식사

식이섬유를 섭취하는 방법 중에서 추천하고 싶은 것은 효소를 섭취할 수 있는 생식이다. 식사의 전량을 생식하라는 게 아니다. '효소를 함유한 생식 60%, 가열 조리한 요리 40%'나 '효소를 함유한 생식 50%, 가열 조리한 요리 50%'의 비율이 이상적이다. 그 이유는 아미노산이나 비타민B군처럼, 채소나 과일을 날로 먹는 것만으로는 아무래도 부족한 영양소가 생기기 때문이다. 영양이 한 쪽으로 치우치지 않게 하려면 식사의 약 20%는 육류나 어패류 등의 동물성 식품을 함께 먹는 것이 좋다.

가열하면 영양가가 더 높아지는 식품도 있다. 무와 표고버섯은 날로 먹기보다는 말렸을 때 식이섬유도 미네랄도 풍부해진다. 당근은 볶거나 삶으면 단단한 세포벽이 파괴돼 영양을 흡수하기도 쉽고 소화도 잘된다. 물론 효소는 잃지만 생채소와 함께 먹으면 영양과 소화라는 두 마리 토끼를 모두 잡을 수 있고, 식이섬유도 풍부하게 섭취할 수 있다.

식이섬유가 풍부한 식사로는 조림을 추천한다. 우엉, 죽순, 표고버섯 등을 넣은 닭고기채소조림, 콩이나 당근을 넣은 마른톳조림 등은 식이섬유의 보물창고다. 식이섬유가 많은 채소는 날로 먹으면 효소와 비타민, 피토케미컬을 풍부하게 섭취할 수도 있어서 정말 좋은데, 필요량을 채우기가 쉽지 않다. 효소나 비타민C 등은 소실되겠지만 식이섬유의 필요량을 섭취하는 최고의 방법은 조림밖에 없다. 밥에도 현미나 배아미, 잡곡을 섞으면 식이섬유를 다량 섭취할 수 있다. 하루에 섭취할 채소의 양은 400~500g 이상이다. 반 이상은 날로 먹고 나머지는 익혀서 먹자.

해독을 돕는 채소들

수은·납 같은 유해 미네랄의 대부분은 생선이나 채소 같은 식품을 매개로 체내에 유입되기 때문에 되도록이면 무농약으로 유기 재배된 식품을 선택하는 것이 좋다. 무농약 채소를 구하기 어려우면 흐르는 물에 잘만 씻어도 농약은 어느 정도 제거된다. 고기나 채소는 뜨거운 물에 살짝 데치면 유해 성분이 씻겨나간다. 이런 작은 노력이 우리 몸을 지켜준다.

요리에 흔히 들어가는 파·마늘·생강·고추냉이 같은 양념이나 음식에 곁들이는 곱게 간 무에는 유해성분을 제거하는 작용이 있다. 요리의 맛까지 좋아지니 듬뿍 집어넣으면 독소 배출에 효과적이다.

마늘의 경우, 잘게 썰거나 다지거나 혹은 기름에 볶으면 스코르디닌(scordinin)이라는 생리활성물질이 나온다. 이 물질은 세포의 대사를 촉진해 유해성분을 배출시키는 작용을 한다. 또 강장 효과와 근육 증강 효과, 암 예방 효과도 있다. 생강은 몸을 따뜻하게 하는 효과로 유명한데, 매운맛 성분인 진저롤(gingerol)에는 고추냉이와 비슷한 살균과 발한 작용이 있다. 편두통을 경감하고, 임신 또는 멀미로 인한 구토를 줄이는 역할도 한다.

파 · 양파 · 부추 등에 들어 있는 황화알릴(allyl sulfide)은 간의 해독작용을 강화해 해독 효과를 높인다. 또한 암을 예방하고 비타민B_1의 체내 흡수율을 높여준다. 이런 효과는 양배추 · 브로콜리 · 고추냉이 · 콜리플라워 · 케일 · 배추 · 순무 같은 십자화과의 채소에 함유된 이소티오시안염(isothiocyanate)에도 있다. 이소티오시안염은 황을 함유한 생리활성물질로 항암·항균 작용 및 살충 작용을 하고 폐암, 식도암, 위암을 예방한다.

유해물질을 흡착해서 배출하는 펙틴과 알긴산은 연근, 오크라, 토마토, 사과, 큰실말 같은 해조류에 많고 케르세틴(quercetin)은 양파, 아스파라거스, 브로콜리에 다량 함유되어 있다.

우엉의 이눌린(inulin), 곤약의 만난(mannan), 부추·파·양파·마늘 등의 셀렌(selen), 토란의 갈락탄(galactan), 우엉·마의 셀룰로오스 등도 독소 배출의 효과가 뛰어나다.

이렇게 쭉 늘어놓고 보니 양파, 브로콜리, 파, 마늘, 우엉이 자주 등장한다. 이들 식품들을 고루 섭취하면 다양한 해독 성분이 서로 도움을 주고받으며 우리 몸을 정화해줄 것이다.

해독 성분 이름을 모두 기억할 필요는 없지만 이들 식품을 섭취하면 몸을 정화하는 데 도움이 된다는 사실만은 꼭 알아두길 바란다.

현미는 몸을 정화한다

현미는 영양이 풍부하고 식이섬유도 듬뿍 들어 있다. 백미에 없는 배아나 쌀겨 층(과피, 종피)에는 곡물이 보유한 영양소가 꽉 들어차 있다. 그래서 암을 비롯한 만성질환 환자라면 현미 중심의 효소식으로 바꾸기만 해도 상태가 호전된다.

현미에 함유된 영양소는 비타민B군과 비타민E, 미네랄, 식이섬유, 효소 등 다양하다. 쌀겨 층에는 리그난과 피트산(phytic acid) 같은 강력한 항산화물질도 있는데, 특히 피트산은 항산화뿐만 아니라 독소 흡착이라는 능력까지 발휘한다.

방사선이나 중금속, 나아가 발암물질과 결합해서 체외로 배출시켜버리기 때문에 농약, 세제, 식품첨가물, 의약품 등 엄청난 화학물질에 노출되어 있는 현대인들은 꼭 현미를 먹어야 한다.

원폭 투하 후의 피폭자 치료 사례 중에 현미의 힘을 증명하는 사례가 있다. 나가사키의 폭심지 근방에서 우라카미제일병원(浦上第一病院)이 피폭자 치료를 담당했는데, 수석의로 일했던 아키즈키 다쓰이치로(秋月辰一郎)와 그 부하직원들은 설탕을 멀리하고 현미와 미역된장국을 반강제로 먹으면서 피폭자의 치료에 임했다고 한다. 그 결과 의사와 간호사들은 단 한 명도 원폭증(原爆症)을 겪지 않았다(《체질과 음식》 크리에숏판).

원폭증으로 고통받던 여성이 현미식을 시작하고서 원폭증을 극복했다는 에피소드도 있다. 내 친구 중에 마치다 소호(町田宗鳳)라는 종교학자가 있는데, 그는 최근 저서 《사람의 운은 '소식(小食)'에 있나니》에서 현재 70대 중반에 접어든 여성 히라가 사와코(平賀佐和子) 씨의 체험담을 소개하고 있다.

히라가 씨는 여덟 살 때 히로시마의 폭심지에서 2km 떨어진 지점에서 피폭을 당해 머리끝에서 발끝까지 전신에 큰 화상을 입었다. 기적적으로 목숨은 건졌지만 화상 자국이

심하게 남았고, 여름이면 흉터에서 구더기가 끓었다. 그럼에도 살아남을 수 있었던 이유는 매일 우메보시를 빠뜨리지 않고 먹었기 때문이라고 본인은 이야기한다. 대학생이 된 그녀는 현미에 몸을 정화하는 작용이 있다는 사실을 듣고서 현미식을 시작했다. 그런데 몇 달 후 타서 문드러진 화상 피부가 부슬부슬 벗겨지더니 조금씩 머리카락과 눈썹이 원래대로 돌아왔다고 한다. 결혼해서 7명의 자녀도 낳았는데 현미식으로 기른 아이들한테서도 원폭증의 증상은 전혀 나타나지 않았고, 온 가족이 지극히 건강하다고 한다.

원폭증이 낫고, 폭심지 근처에서 상주했음에도 발증하지 않았다는 이 기적적인 체험담들은 약이나 주사의 힘이 아닌 음식의 생명력으로 인간의 생명을 구한 대표적인 사례다. 특히 현미, 우메보시, 미역, 미소된장은 면역력의 주역인 단쇄지방산을 만드는 재료다. 단쇄지방산이 우리 몸에서 활발히 작용하는 모습을 상상해보라.

동일본 대지진 이후로 전 세계는 방사선 문제에 촉각을 곤두세우고 있다. 대기 중의 방사선뿐만 아니라 음식을 통한 체내 피폭도 우려되고 있다. 하지만 먹을거리를 바로잡는다면 충분히 건강을 지킬 수 있다. 현미를 포함해서 보리나 좁쌀, 피, 기장 등의 미정백(未精白) 오곡미는 영양과 항산화 성분의 보물창고다. 일설에는 인체에 꼭 필요한 미량 미네랄의 70%가 미정백 곡류에 들어 있다고 한다.

다만 배아 부분에는 농약 등의 성분이 축적되어 있으며, 현미나 배아미에 축적된 농약은 채소와 달리 씻어도 제거되지 않으니 무농약이나 저농약 현미를 선택하자.

노화와 질병의 주범은 활성산소다

요즘 건강과 관련해서 항상 듣는 말이 있다. 바로 '항산화'다. 영양제에도 화장품에도 항산화 기능이 있다고 광고한다. '산화'가 무엇이기에 우리는 그토록 막고 싶어하는 걸까?

지금은 활성산소의 시대

우리 몸을 산화시키는 범인은 활성산소이며, 활성산소를

만들어내는 원인이 우리 주변에는 넘쳐난다. 각종 식품첨가물질이 그렇다. 가공식품에 들어 있는 식품첨가물, 필요 이상의 리놀레산, 중국발(發) 오염 식품의 유입도 빼놓을 수 없다. 식품첨가물의 경우, 보존료나 방부제 같은 첨가물이 체내로 들어오면 우리 몸은 해독 작용이 있는 효소를 분비해 첨가물을 해독하는데 이때 활성산소가 발생한다.

식품 외에도 활성산소를 만들어내는 원인은 더 있다. 이제는 생활필수품이 된 휴대 기기, 컴퓨터, 전자레인지, TV, 냉장고, 조명까지 전기제품에서 나오는 전자파는 눈에 보이지 않는다는 점까지 포함해서 우리가 상상하는 것 이상으로 위험하다. 카드를 대고 통과하는 지하철의 개찰구 역시 활성산소를 만들어내는 원인이다. 그곳을 지날 때마다 시도 때도 없이 침입해 들어오는 전자파를 우리 몸은 이물질로 판단하여 활성산소로 방어하려고 하기 때문이다.

초미세먼지(PM2.5)도 활성산소의 원인이다. 대기를 올려다보자. 시시때때로 중국에서 황사와 함께 초미세먼지(PM2.5)가 날아온다. 자동차의 배기가스나 공장의 매연 등에서도 생기는 이 유해물질은 폐와 기관에 커다란 피해를 입힌다. 산화황(sulfur oxide)에 의한 오염이나 질소산화물(nitrogen oxide)에 의한 산성비 등 환경 문제도 심각하다. 여기에서 농약의 해악이 빠질 수 없다. 안전하다고 생각되는 물에도 잡균 제거용 염소가 섞여 있다.

스트레스도 마찬가지다. 스트레스를 받으면 부신피질호르몬이 분비돼 스트레스 자극에 대항하는데, 부신피질호르몬은 합성될 때나 분해될 때 모두 활성산소를 발생시킨다.

수질 오염, 살충제, 흡연, 과도한 음주, 고단백식, 나쁜 기름의 섭취, 과도한 운동 등도 모두 활성산소를 발생시키는 원인이다. 현대의 도시 생활에서는 30년 전에 비해 1000배나 많은 활성산소가 발생한다고 한다. 현대사회는 실로 활성산소를 만들어내는 거대한 공장 같다.

이렇게 다양한 원인으로 생겨난 활성산소는 우리 몸을 공격해 '산화'시킴으로써 커다란 상흔을 남긴다.

활성산소는 나쁘기만 할까?

산소는 우리 몸에 없어서는 안 될 필수요소다. 인간의 몸을 구성하는 원소에는 산소·탄소·수소·질소·인 등이 있는데, 우리 몸에서 산소가 차지하는 비율은 무려 65%나 된다.

우리 몸에 도움만 줄 것 같은 산소에도 독이 있다. 바로 활성산소다. 체내로 흡수된 산소는 세포 내에 있는 구연산회로에서 연소되어 에너지를 만드는데, 이때 타고 남은 찌꺼기가 활성산소인 슈퍼옥사이드(superoxide)다. 호흡으로 흡수한 산소 중 2~4%는 활성산소가 된다고 하니, 인간이 생명활동을 계속하는 한 활성산소의 발생을 막을 길은 없어 보인다.

그런데 왜 활성산소라 부를까?

'활성'이라고 하니 언뜻 좋은 이름처럼 들린다. 그러나 이 산소는 분자 구조에 이상이 생겨 불안정한 상태다. 빨리 안정을 찾으려고 결합할 수 있는 상대를 마구잡이로 찾아다니다가 결국은 상대의 전자를 강탈한다. 그래서 '활성'이란 막무가내로 휘젓고 다니는 성질을 의미한다.

활성산소는 프리라디칼(free radical)의 일종이다. 프리라디칼은 '짝짓지 못한 전자를 품고 있어 반응성이 매우 큰 원자나 분자'를 가리킨다. 문자 그대로 '자유롭고 과격한 행동파'라 다른 분자한테서 강제로 전자를 빼앗아 안정을 찾으려고 한다. 그 수는 현재 알려진 것만 해도 수천 종에 달한다. 그 중 활성산소가 프리라디칼의 우두머리 격이다.

산화는 어떤 물질에 산소가 화합하는 반응인데, 활성산소는 산화력이 산소의 1000~1만 배나 된다. 활성산소는 크게 4종류로 나뉜다. 발생 순서에 따라 슈퍼옥사이드, 과산화수소, 수산화 라디칼(hydroxy radical)이 있다. 그 밖에 자외

선을 쐬면 발생하는 일중항산소(singlet oxygen)가 있다. 이 중에서 가장 문제가 되는 활성산소는 수산화 라디칼이다. 수산화 라디칼은 활성산소라 불리는 분자 종류 중에서 산화력이 가장 강하다. 당질·단백질·지방 등 모든 물질과 반응하지만 높은 반응성 때문에 일반 환경에서는 장시간 존재하지 못하고 생성 직후 급속히 소멸한다.

이들의 폐해는 무시무시하다. 활성산소는 독성이 강한 데다 세포와 혈관, 조직의 모든 곳에 독을 뿌리고 다니기 때문에 마치 쇠에 녹이 슬듯 우리 몸을 좀먹는다. 노화와 암을 비롯해 200종류가 넘는 질병의 원인이라고 한다. 특히 수산화 라디칼처럼 독성이 강한 활성산소는 세포를 손상시키고 세포핵 속 유전자나 미토콘드리아의 유전자에 영향을 줘서 암세포를 만들어낸다.

활성산소의 존재가 세상에 알려진 것은 1980년대 이후부터다. 아직 그 존재가 알려지지 않았던 시절에 일본의 산부인과 병원에서는 이로 인한 비극이 일어나고 있었다. 미숙아들의 성장에 산소가 좋다고 해서 50%의 고농도 산소실에 갓난아기를 집어넣었는데, 모든 갓난아기가 전맹(全盲)이 되고 만 것이다(미숙아 망막병증). 아직 발달하지 않은 1세 미만 영아의 망막이 활성산소의 독에 당한 결과였다.

하지만 활성산소에도 이점은 있다. 강력한 독성으로 바이러스·세균 등 체내로 침입한 병원체와 이물질을 죽인다. 그 실행 주체는 대식세포인 매크로파지(macrophage)와 림프구인 호중구(neutrophile)다. 단, 활성산소가 너무 많아지면 스스로 자신의 몸을 공격하는 등 엄청난 짓을 저지른다.

장내 부패만큼이나 활성산소도 온갖 질병을 일으킨다

활성산소가 우리 몸에 저지르는 대표적인 악행은 노화다. 노화는 활성산소의 공격을 받아 조직세포가 약해지면서 생긴다. 검버섯, 주름도 마찬가지다. 그 외에 유전자 손상으로 발생하는 질병은 암이나 아교질병 같은 난치병이다. 알레르기 반응을 일으키는 질병은 꽃가루알레르기와 아토피, 천식 등이다. 활성산소는 류머티즘 관절염 같은 염증도 일으키고, 활성산소와 지질이 결합해 생긴 과산화지질은 동맥경화증 등의 생활습관병을 유발한다. 궤양, 폴립(polyp) 등은 암으로 발전한다. 호르몬 균형이 무너지면 생리 불순, 불면, 갱년기 장애가 생긴다.

알츠하이머의 연구에서도, 이 질병을 앓는 사람의 뇌에 과산화지질이 많다는 사실이 밝혀졌다. 심장병, 뇌졸중, 당뇨병, 간경변증, 위궤양, 고혈압, 고지질혈증, 통풍, 파킨슨병,

폐렴, 기관지염, 백내장, 녹내장, 신경 질환 등 우리가 이름을 알고 있는 질병 대부분에 활성산소가 얽혀 있다. 이들 질병은 장의 부패 때문에도 생기지만, 활성산소 또한 커다란 요인이다.

21세기를 사는 우리에게 활성산소에 어떻게 맞서고 어떻게 대처해 나가느냐는 곧 건강을 지키기 위한 일대 과제다.

비타민이 세포의 산화를 막는다

활성산소에 대항하는 것을 '항산화'라고 한다. 활성산소를 제거해서 노화나 생활습관병을 예방한다는 뜻이며, 그와 같은 작용을 '항산화작용'이라고 말한다. 생물의 노화에 대해서는 여러 가지 학설이 있지만, 활성산소에 의한 세포의 산화가 노화의 요인으로 지지받고 있다. 산소를 필요로 하는 생물은 체내에 활성산소와 싸울 항산화물질을 항상 지니고 있으며, 항산화물질이 많을수록 수명이 길다는 사실이 그 증거다.

어떤 나무는 수천 년씩 산다. 그 이유는 광합성을 할 때 생기는 산소의 독성을 피토케미컬이라는 강력한 항산화물질이 막아주기 때문이다. 예를 들어보겠다. 2억 5000만 년 전부터 지구에 존재해서 '살아 있는 화석'이라 불리는 은행나무 잎에는 10여 종의 플라보노이드(flavonoid. 피토케미컬의 일종)가 있으며, 그중에는 징코라이드(ginkgolide)라는 강력한 항산화물질도 포함되어 있다. 은행이 불로장수할 수 있는 이유는 항산화물질의 보호를 받기 때문이다.

'스캐빈저(체내의 폐기물인 활성산소를 무해한 물질로 바꾸는 것)'라고도 불리는 항산화물질은 다음과 같은 작용을 한다.

① 활성산소가 발생하지 않도록 원인을 억제한다.
② 활성산소에 전자를 건네서 나쁜 짓을 못하도록 막는다.
③ 활성산소의 공격을 받은 곳을 수복한다.

인간 역시 항산화물질을 몸속에 가지고 있다. 바로 효소다.

효소는 항산화물질의 작용 중에서 ①의 작용을 한다. 즉 최초로 발생하는 활성산소 슈퍼옥사이드는 항산화 효소인 슈퍼옥시드 디스무타제(SOD ; SuperOxide Dismutase)가 제거한다. 이어서 발생하는 과산화수소는 카탈라아제와 글루타티온 과산화효소(glutathione peroxidase)가 공격한다. 그러나 가장 독성이 강한 수산화 라디칼에 대응하는 체내 효소는 없다. 채소와 과일에 있는 비타민E나 카로티노이드(carotinoid)계 피토케미컬, 플라보노이드계 피토케미컬, 그리고 미네랄의 일부가 대응을 하지만 역부족이다.

일중항산소에도 직접 작용하는 효소가 없다. 일중항산소에 맞서려면 카로티노이드계 피토케미컬이나 비타민B, 비타민C, 비타민B_2 등을 비롯해 미네랄 등의 항산화물질을 듬뿍 섭취함으로써 대처해나가는 수밖에 없다.

유감스러운 사실은 항산화 효소의 작용이 나이가 들수록 쇠퇴한다는 점이다. 20세 때의 항산화력을 100으로 친다면, 20대와 30대를 지나는 동안은 완만하지만 지속적으로 떨어지다가 40세가 되면 80 정도가 되고, 40세 이후부터는 10년마다 20씩 떨어져 50대에 60, 60대에 40까지 떨어진다. 이 계산대로라면 80대가 되면 항산화 효소의 작용이 제로(0)가 돼버린다.

당연히 인간은 개인차가 있기 때문에 이 데이터는 어디까지나 일반론에 불과하다. 하지만 평균수명을 생각하면 이 같은 감소율도 설득력이 있다.

'항산화 비타민'의 힘을 빌린다

우리 몸속 항산화물질의 힘이 떨어졌다면 외부에서 도움을 받는 수밖에 없다. 응원 부대를 부르자는 말이다. 바로 비타민과 미네랄, 그리고 폴리페놀(polyphenol) 같은 피토케미컬이다.

암 예방의 에이스(ACE)라 불리는 영양소가 있다. 다름 아닌 비타민A, 비타민C, 비타민E다. 이들의 알파벳을 모으니 'ACE'다. 이들은 산화를 억제하는 작용이 강해서 특별히 '항산화 비타민'이라고 불린다. 비타민은 항산화뿐만 아니라 에너지 대사, 면역력 향상 등 중요한 작용이 많다.

비타민A는 물에 잘 안 녹고 기름에 잘 녹는 지용성 비타민이다. β-카로틴이라는 색소의 형태로 녹황색 채소에 다량 함유되어 있다. 카로틴은 피토케미컬의 일종으로, 항산화 작용이 강하다. β-카로틴이 체내로 들어오면 비타민A로 변화하고, 비타민A는 세포 대신 자신이 산화해 피부나 점막을 지킨다.

비타민C는 식물에서 얻는 비타민 중에서 가장 효과가 좋은 항산화물질로 슈퍼옥사이드와 일중항산소, 수산화 라디칼에 대항한다. 비타민C나 폴리페놀 같은 수용성 항산화물질이 혈장이나 조직액 같은 액체에서 주로 작용하는 데 반해, 지용성 비타민의 주된 활동 공간은 지질이 많은 세포막 내부다. 저마다 적재적소에서 활성산소의 공격에 대처하고 있는 셈이다. 비타민C와 비타민E 사이의 협력 관계도 재미있다. 비타민E는 활성산소에게 자신의 전자를 내줘서 독성을 제거하지만 정작 저 자신은 산화해버린다. 매우 불안정한 상태에 빠지지만 다른 분자의 전자를 빼앗지 않기 때문에 연쇄 산화는 멈춘다. 하지만 더 이상 항산화물질로서는 힘을 보태지 못한다. 그런 비타민E를 비타민C가 돕는다.

비타민E도 지용성 비타민으로, 세포막이나 각막에 존재한다. 세포막이나 각막에는 불포화지방산이 다량 함유되어 있는데, 이들이 활성산소의 공격을 받아 전자를 빼앗기면 산화해 과산화지질로 변한다. 과산화지질은 부패한 지방으로서 몸속에 그 양이 많을수록 노화나 동맥경화증·간 장애(hepatopathy) 등이 발병한다. 비타민E에는 이런 연쇄 산화를 막는 효과가 있다. 활성산소가 불포화지방산의 전자를 빼앗아 산화시키기 전에 앞질러서 활성산소에게 전자를 제공함으로써 독성을 제거해버린다.

산화된 비타민E에게 비타민C는 자신의 전자를 건네 비타민E를 재생시킨다. 산화에서 원래 상태로 돌아오는 현상을 '환원'이라고 하는데, 비타민C는 비타민E를 환원시켜서 항산화물질로서의 기능을 회복시킨다. 비타민C는 전자를 내줬기 때문에 매우 불안정한 상태가 되지만, 수용성이라 소변으로 배설되기 때문에 몸에는 아무런 해가 없다. 희생정신으로 가득한, 참으로 가슴 따뜻한 협공이다. 코엔자임 Q_{10}(coenzyme Q_{10})도 비타민C와 마찬가지로 비타민E의 재생을 돕는다.

이렇듯 항산화물질들은 서로 돕고 보조하면서 작용한다. 그러므로 영양소는 다양한 식품에서 골고루 섭취해야 이들의 협공이 더욱 활성화된다. 따라서 항산화 비타민을 다량 함유한 식품들을 다양하게 조합해서 먹는 습관이 중요하다.

장 활동의 윤활유, 비타민과 미네랄을 먹는다

현재 지구상에서 발견된 원소(물질을 구성하는 최소 단위)는 118종으로, 우리 몸속에는 약 50종의 원소가 있다. 지구상 생물인 인간 또한 원소의 집합체인 것이다. 원소의 분포 상황을 보면, 주요 원소인 산소·탄소·수소·질소·칼슘 등이 우리 몸의 약 96%를 차지한다. 이 원소들은 3대 영양소(단백질·지방·탄수화물)와 물을 구성하는 주요 성분이다. 나머지 4%가 '미네랄'이라 불리는 금속 원소다(미네랄은 쉽게 말해 금속인데, 영양소에서는 미네랄이라고 부른다). 인간의 몸에서는 만들지 못하기 때문에 음식으로 섭취할 필요가 있다.

미네랄은 비타민과 마찬가지로 인간의 몸을 만들고 생명 기능을 유지하는 데 꼭 필요한 영양소지만, 체내에는 극히 미량밖에 존재하지 않는다. 하지만 결핍되면 다양한 폐해가 나타나는 매우 중요한 영양소다. 비타민과 미네랄의 차이는, 비타민은 몇 가지 원소가 연결된 유기물인 것에 반해 미네랄은 단일 원소 상태로 존재하는 무기물이란 점이다.

인간의 몸에 꼭 필요한 미네랄은 16종이다. 그중에서 몸속에 다량 존재하면서 대사에 관여하는 주요 미네랄은 나트륨, 칼륨, 칼슘, 마그네슘, 인, 황, 염소 등 7종이다. 이 밖에 미량 미네랄로 분류되는 철, 아연, 구리, 망간, 크롬, 몰리브덴, 셀렌, 요소, 코발트 역시 대사에 관여한다. 주요 미네랄과 미량 미네랄을 합친 16종류의 미네랄은 식사를 통해 반드시 섭취해야 한다.

효소는 대사에 꼭 필요하지만, 미네랄이나 비타민의 힘을 빌려야 활동할 수 있다. 이들은 효소가 활약하는 데 윤활유 같은 존재다.

효소의 작용을 돕는 보조인자에는 조효소와 보결족이 있다.

조효소는 영어로 '코엔자임(coenzyme)'이며, 효소(엔자임 enzyme)를 보좌하는 역할을 한다. 대부분의 비타민은 체내에서 조효소로서 작용하며, 보효소(補酵素)라고도 한다. 한때

우와~ 고마워요!
비타민, 미네랄
면역력
우리 효소들은
미네랄과 비타민의
도움이 필요해!

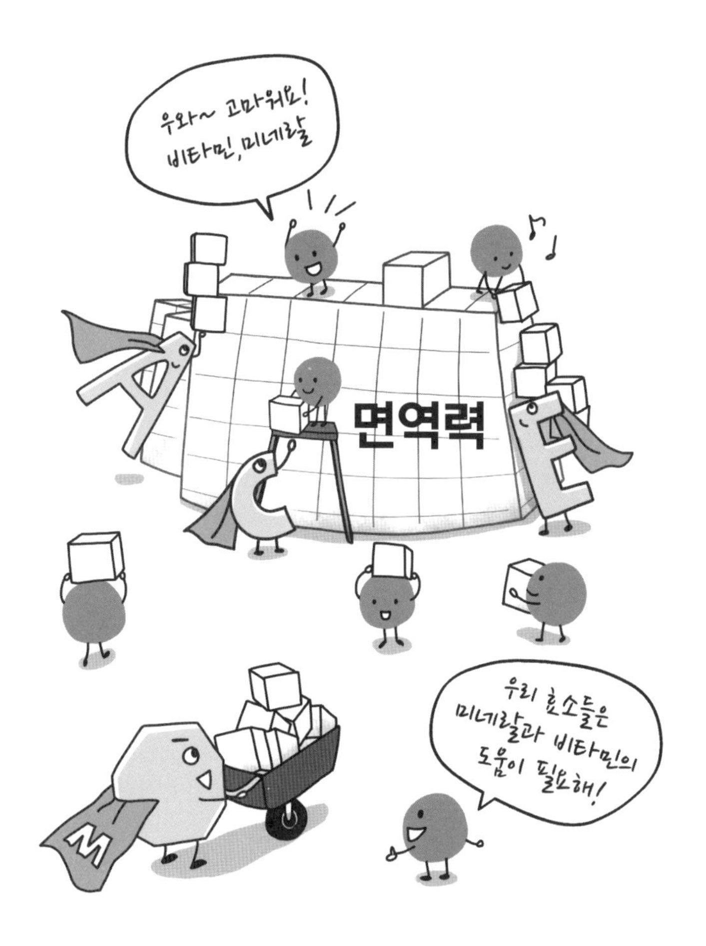

미네랄이나 비타민은
효소가 활약하는 데 윤활유 같은 존재다.

미용과 피부 관리, 노화 방지에 효과가 있다고 해서 유행한 코엔자임Q10도 조효소다.

보결족은 미네랄로, 보결 분자족이라고도 한다. 이들이 세포에서 만들어진 효소와 합체해야 비로소 '전(全)효소'라는 완전한 효소가 된다. 전효소는 주효소와 그것에 대응하는 보조 효소가 결합하여 형성하는 활성형 효소로 '완전한 효소'다. 이처럼 비타민과 미네랄의 결핍은 효소의 활동면에서도 심각한 문제다.

항산화 효소의 생산을 돕는 미네랄

항산화에 관여하는 미네랄은 셀렌, 구리, 아연, 망간, 철 등이다. 모두 항산화 효소인 슈퍼옥시드 디스무타제(SOD)나 카탈라아제, 글루타티온 과산화효소의 보결족이다. 그래서 이들이 부족하면 체내의 항산화 효소가 부족해진다.

효소를 만드는 데 또 하나 필요한 물질이 양질의 아미노산이다. 글루타티온은 효모, 동물의 근육과 간 따위의 조직에 있으면서 산화-환원 반응 및 해독 작용을 하고 생체 조직의 호흡에 관여하는 성분인데 글루탐산(glutamic acid), 시스테인(cysteine), 글리신(glycine)이라는 3가지 아미노산을 원료로 만들어진다. 이 3가지 아미노산이 합쳐져 글루타티온이 되고, 여기에 셀렌이 가세하면 효소인 글루타티온 과산화효소가 생긴다.

미네랄은 다양한 식품에 들어 있다. 아연은 굴 등의 어패류와 참깨, 우유, 소고기의 붉은 살코기에 많고, 셀렌은 전갱이·가다랑어 등의 등 푸른 생선, 닭 가슴살이나 돼지고기의 붉은 살코기 등에 들어 있다. 셀렌은 체내에 축적된 수은이나 카드뮴 같은 유해금속과 결합해서 무독화시키는 디톡스 미네랄로도 알려져 있다. 독소 흡착 능력까지 있다는 뜻이다. 구리는 새우, 게, 문어, 오징어 같은 어패류나 소와 돼지의 간 등에, 망간은 현미, 고야두부(추울 때 얼려서 건조시킨 두부), 콩, 참깨, 몰로키아, 시금치 등에 다량 함유되어 있다. 정리하면, 국이나 요리의 건더기로 잔 생선을 포함한 어패류, 녹황색 채소, 해조류를 넣는다면 필요 미네랄의 대부분을 채울 수 있다.

생선구이, 나물무침, 미역된장국으로 이루어진 전통식은 미네랄 보급의 측면에서 봐도 매우 뛰어난 식단이다. 다만 고혈압의 원인인 나트륨 과다증은 염분의 과다 섭취가, 신장 기능이 저하되는 인 과다증은 가공식품의 과다 섭취가 원인이다. 미네랄은 결핍증과 동시에 과다증에도 주의해야 한다.

항산화의 새로운 주역, 피토케미컬

피토케미컬은 비타민과 미네랄처럼 서로 얽혀서 도움을 주고받으며 효과를 높이기 때문에 다양한 식품을 조합해서 먹는 것이 중요하다. 골고루 조합해서 먹는 습관은 음식으로 섭취한 영양소들의 효과를 살리는 철칙이기도 하다.

그래도 항산화 피토케미컬 중에서 꼭 먹어야 하는 것을 하나만 고른다면 카로티노이드계의 루테인을 꼽을 수 있다. 자궁경부는 체내에서도 신진대사로 인한 산화 작용이 매우 격렬한 곳인데, 루테인이 이 부위에서 급속히 소비되는 모습이 관찰되었다. 이것으로 볼 때 루테인이 항산화물질로서의 기능을 발휘하여 자궁암의 위험성을 저하시키는 데 도움을 주는 것으로 추측된다. 물론 다른 부위의 발암 억제 효과도 있다. 하와이대학교의 조사 그룹에 의하면, 피지 제도는 타히티 같은 다른 남태평양의 제도에 비해 폐암 발병률이 눈에 띄게 적은데 까치콩이나 시금치 등 루테인이 풍부한 채소를 많이 섭취해서라고 한다.

토마토나 구아바의 라이코펜 역시 강력한 항산화 작용을 한다. 라이코펜의 항산화 작용으로 암이나 심장병이 예방된다는 보고가 있다. 그리고 하나 더 추가한다면, 제아잔틴을 고르겠다. 이 역시 녹황색 채소, 특히 시금치에 풍부하게 함유되어 있다.

루테인, 라이코펜, 제아잔틴 등의 카로티노이드는 동맥경화증의 예방에도 뛰어난 힘을 발휘한다. 동맥경화증은 활성산소와 밀접한 관계가 있기 때문이다.

옮긴이 _ 김희철

도쿄이과대학을 졸업하고 현대건설에 입사해 일본지사장과 파키스탄지사장을 역임했다. 1999년에 오랜 기간 근무했던 현대건설을 떠난 그는 한국효소(주)를 설립하고 건설과는 거리가 먼 미생물 분야에 뛰어들었다. '효소가 퇴행성질환과 생활습관병을 개선해줄 것'이라는 확고한 신념으로 (주)효소원을 설립해 효소 제품을 개발하고 판매하기도 했다. 이 책은 사람들에게 효소가 무엇이며, 왜 필요한지를 알리는 것은 물론 효소에 대한 오해를 풀기 위해 번역했다. 저서로《현대인은 효소를 밥처럼 먹어야 한다》가 있다.

장 면역력을 높여야 병이 낫는다

초판 1쇄 인쇄 2020년 6월 10일
초판 1쇄 발행 2020년 6월 17일

지은이 츠루미 다카후미
옮긴이 김희철
펴낸이 강효림

편집 곽도경
디자인 채지연
일러스트 주영란
마케팅 김용우

용지 한서지업(주)
인쇄 한영문화사

펴낸곳 도서출판 전나무숲 檜林
출판등록 1994년 7월 15일 · 제10-1008호
주소 03961 서울시 마포구 방울내로 75, 2층
전화 02-322-7128
팩스 02-325-0944
홈페이지 www.firforest.co.kr
이메일 forest@firforest.co.kr

ISBN 979-11-88544-49-3 (14510)
979-11-88544-42-4 (세트)

※ 책값은 뒷표지에 있습니다.

※ 이 책에 실린 글과 사진의 무단 전재와 무단 복제를 금합니다.

※ 잘못된 책은 구입하신 서점에서 바꿔드립니다.